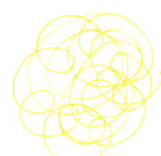

抑郁症
居家疗法

王小菊　侯裕艳　主编

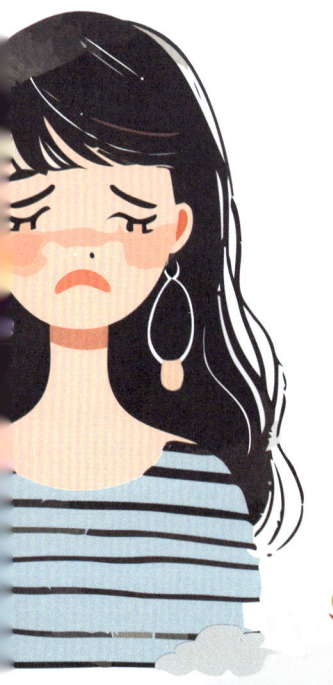
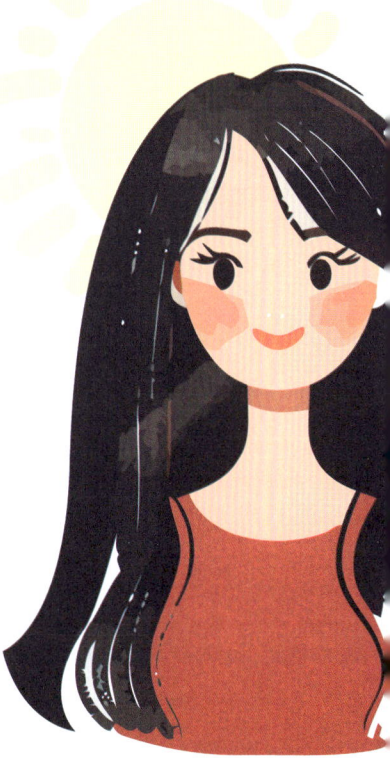

黑龙江科学技术出版社
HEILONGJIANG SCIENCE AND TECHNOLOGY PRESS

图书在版编目（CIP）数据

抑郁症居家疗法 / 王小菊，侯裕艳主编 . -- 哈尔滨：黑龙江科学技术出版社 , 2025. 2. -- ISBN 978-7-5719-2684-7

Ⅰ . R749.405

中国国家版本馆 CIP 数据核字第 2025ZZ4963 号

抑郁症居家疗法
YIYUZHENG JUJIA LIAOFA

王小菊　侯裕艳　主编

出　　版	黑龙江科学技术出版社
地　　址	哈尔滨市南岗区公安街 70-2 号
邮　　编	150007
电　　话	（0451）53642106
网　　址	www.lkcbs.cn

责任编辑	马远洋
策划编写	深圳·弘艺文化
装帧设计	HONGYI CULTURE

印　　刷	哈尔滨市石桥印务有限公司
发　　行	全国新华书店
开　　本	710 mm×1000 mm　1 / 16
印　　张	10.5
字　　数	160 千字
版次印次	2025 年 2 月第 1 版　2025 年 2 月第 1 次
书　　号	ISBN 978-7-5719-2684-7
定　　价	45.00 元

版权所有，侵权必究

前言 PREFACE

抑郁症已成为现代社会中一种常见的心理健康问题，给自己和家人都带来了很大的困扰。

据调查显示，目前我国患抑郁症人数约9500万，成人抑郁障碍终生患病率为6.8%，其中抑郁症为3.4%；每年大约有28万人自杀，其中40%患有抑郁症；18岁以下的抑郁症患者约占总人数的30%。

近几年，我国抑郁症患者人数呈几何式增长，发病群体也越来越低龄化。但在现实生活中，大多数人对抑郁症却知之甚少，甚至分不清自己是焦虑还是抑郁。抑郁症引起的"精神障碍困扰"如果没有得到及时治疗和疏解，身体和心理都将承受巨大的压力，甚至会因为长时间情绪低落、悲观厌世而容易产生自杀念头。

在日常生活中，居家疗法是一种可以帮助患者缓解抑郁症状的重要手段。通过舒适的家庭环境和简单的方法，患者可以在家中进行自我疗愈，减轻症状，恢复健康。

本书围绕抑郁症进行了全面、基础的解答，帮助患者通过自身的努力来正确认识抑郁症，从而循序渐进地改变认知；通过认知疗法和正念疗法，从而摆脱情绪混乱的困扰和痛苦。拥有良好的情绪，学会控制自己的消极情绪，才是治疗抑郁症的灵丹妙药。正念疗法与认知行为疗法相结合，对缓解抑郁症有更好的效果。

本书还针对青少年、男性、女性、老年等不同的人群，重点介绍了居家疗法的重要性，让患者在家中可以自由地尝试不同的疗愈方法。这些方法可以帮助患者改善情绪、减轻焦虑、增强自我意识和建立积极的生活习惯，找回内心的平静和快乐，与家人一同迎接美好的生活。

本书属于自助类书籍，可以帮助读者更好地了解抑郁症，并介绍了一些居家疗法的技巧，但并不能代替专业的抑郁症治疗。如果有严重的抑郁症，请及时求助专业的治疗。

目录
CONTENTS

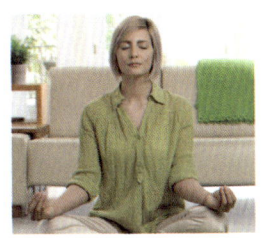
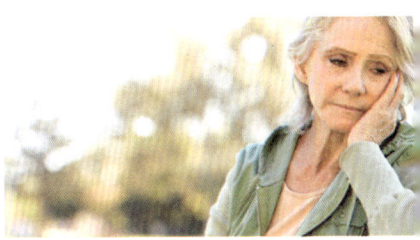

第一章 抑郁症自我诊断

你是焦虑还是抑郁 002
你是不是经常焦虑 002
焦虑常见症状 002
为什么会焦虑不止 003
焦虑与抑郁是相伴而来的 004

抑郁症并不可怕 005
什么是抑郁症 005
抑郁症常见症状 009
为什么会得抑郁症 010
哪些人群更容易得抑郁症 011
抑郁症不同于其他精神病症 016

抑郁症自我诊断方法 018
根据测验的结果进行自我判断 018
SDS 抑郁自评量表 019
SAS 焦虑自评量表 021

001

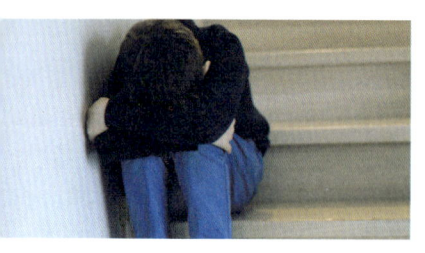
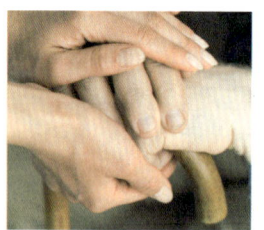
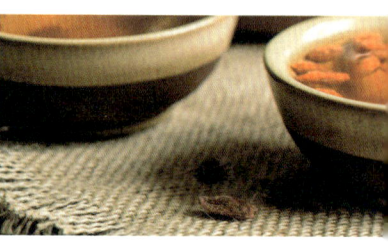

第二章 认知行为疗法策略

什么是认知行为疗法 ………………………………………… 026
定义 …………………………………………………………… 026
认知 …………………………………………………………… 026
情绪 …………………………………………………………… 027
行为 …………………………………………………………… 028
认知、情绪、行为息息相关 ………………………………… 028
认知行为疗法的作用 ………………………………………… 031
认知的居家疗法 ……………………………………………… 031
识别错误思维，改变信念 …………………………………… 031
反驳消极认知，理性看待 …………………………………… 036
战胜挫折感，解决拖延 ……………………………………… 038
应对焦虑，摆脱抑郁 ………………………………………… 041
其他常用方法 ………………………………………………… 045

第三章 正念疗法策略

什么是正念疗法 ……………………………………………… 050
正念疗法的作用 ……………………………………………… 051
正念的居家疗法 ……………………………………………… 052

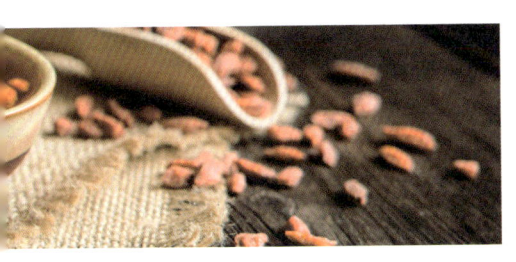
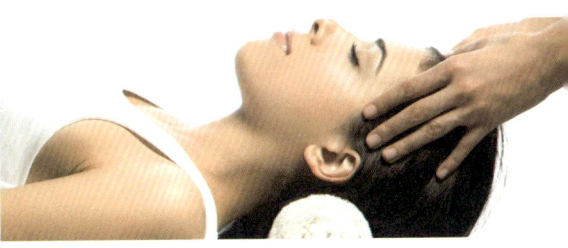

练习正念冥想	052
情绪正念	052
想法正念	053
身体感觉正念	054
呼吸专注正念	054
日常活动中的正念	058
正念式瑜伽	058

青少年抑郁症居家疗法

成长的烦恼	086
青少年抑郁症的分类	086
抑郁症对青少年的影响	087
青少年抑郁的症状特点	088
青少年抑郁的危险诱因	089
青少年抑郁症居家疗法	092
家长要学会察言观色	092
摆脱情绪低落，找回人生意义	094
积极应对学业压力	095
找到疏解消极情绪的方法	095
解决拖延习惯	096
向外社交，建立自己的朋友圈	096
养成健康习惯	097

003

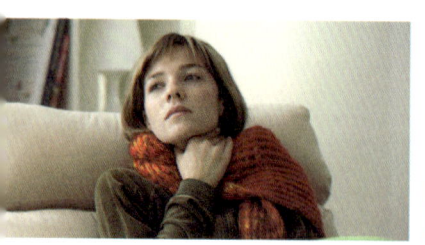
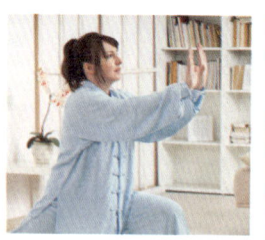
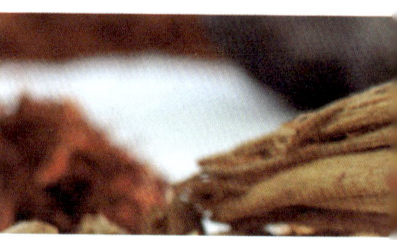

第五章 其他人群抑郁症居家疗法

男性抑郁症居家疗法 100
  抑郁不是女性的专利 100
  男性抑郁症居家疗法 102
女性抑郁症居家疗法 104
  现代女性面临巨大压力 104
  抑郁症不是"作"出来的 105
  如何摆脱产后抑郁症 107
  怎样防治更年期抑郁症 112
老年抑郁症居家疗法 115
  老年抑郁症常见症状 115
  老年抑郁症不等于老年痴呆症 117
  老年抑郁为什么会越来越多 119
  如何摆脱老年抑郁症 121

第六章 抗抑郁中药方

抗抑郁中药方 128
  归脾汤 128
  地黄饮子 129

  加味百合地黄汤 129
  二仙汤 130
  小建中汤 131

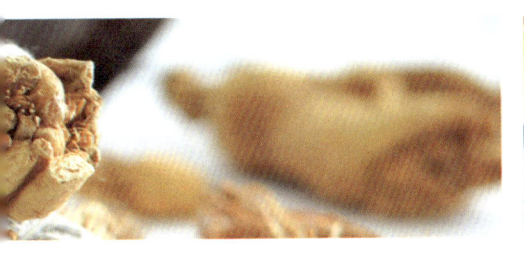
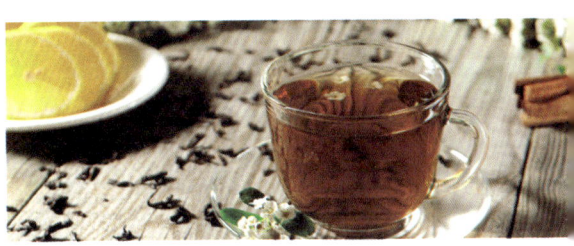

血府逐瘀汤 131	息风安神类药材 145
半夏厚朴汤 132	莲子——养心安神 145
四逆散 132	天麻——平肝息风 146
救肝开郁汤 133	酸枣仁——养心益肝 147
清脑安神汤 134	罗布麻——强心清热 148
大枣甘麦汤 134	补气类药材 149
柴胡疏肝散 135	人参——补气佳品 149
逍遥散 135	黄芪——益气开郁 150
丹栀逍遥散 136	白术——补气健脾开郁 ... 151
越鞠丸 136	甘草——补中益气解郁 ... 152
解郁丸 137	滋阴养血类药材 153
枳实薤白桂枝汤 137	当归——补血养肝开郁 ... 153
朱砂安神丸 138	熟地黄——滋阴养血 154
天王补心丹 139	百合——清心安神润肺 ... 155
酸枣仁汤 139	麦冬——润肺养阴 156

抗抑郁常用中药材 140

理气行气类药材 140

枳实 ——理气散结 140

陈皮 ——理气调中 142

厚朴——下气和中 143

香附——疏肝理气止痛 ... 144

005

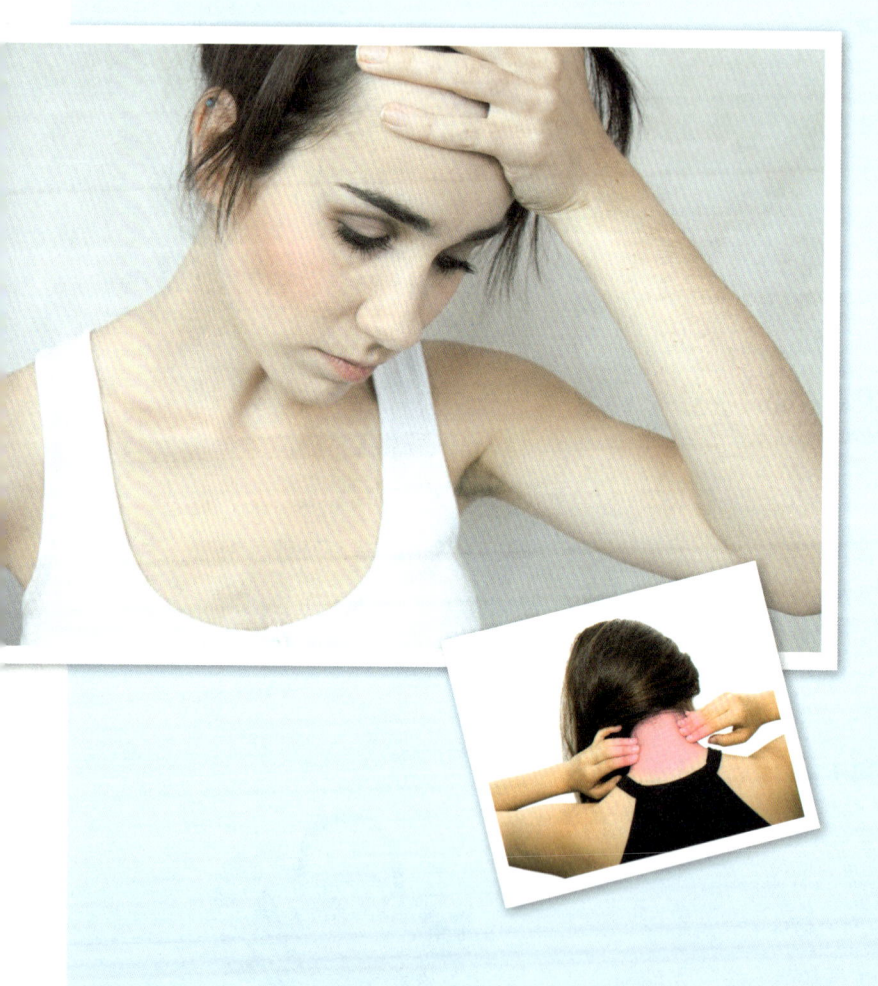

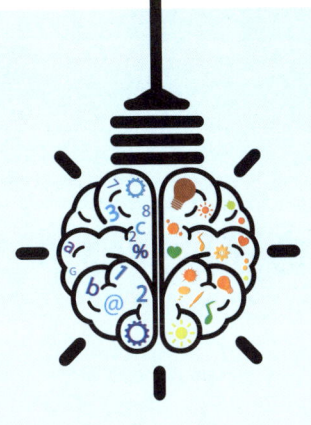

第一章
抑郁症自我诊断

很多人想知道自己到底是不是得了抑郁症,但是又不想"兴师动众"地去医院做检查。本章不仅介绍了抑郁症的相关知识,还教大家如何区分焦虑和抑郁,以及其他精神疾病,并且筛选出了比较权威的抑郁症自我诊断表帮助读者及早干预。但这只是初步判断,不能代替专业医生的诊断。

抑郁症居家疗法

你是焦虑还是抑郁

你是不是经常焦虑

比如经常担心家庭、健康、事业、财务、孩子、社交、突发事件等各种状况……这些源源不断的焦虑，有时候会让我们感到心情烦躁，陷入自我怀疑；有时候又让我们紧张害怕，坐立不安，惊恐难耐；有时候甚至会成为我们正常生活的阻碍。

焦虑症一般指在日常情况下，经常出现强烈、过度和持续的担忧和恐惧，甚至在几分钟之内达到顶峰。它属于一种神经症性障碍，常伴有自主神经症状和运动性紧张。

常见的焦虑症有慢性焦虑（广泛性焦虑障碍）、急性焦虑、惊恐障碍、社交恐惧症、特定恐惧症和分离焦虑障碍等。女性发病率明显高于男性。

焦虑常见症状

广泛性焦虑障碍主要表现为对可能发生的、难以预料的某种危险或不幸事件的持续、过度担心。比如过度紧张担心，坐立不安，心烦意乱，内心处于高度警觉状态，持续性或发作性出现莫名其妙的焦虑、恐惧、紧张和不安。

社交恐惧症主要表现为处于被关注并可能被评论的情境下，产生的不恰当的焦虑。

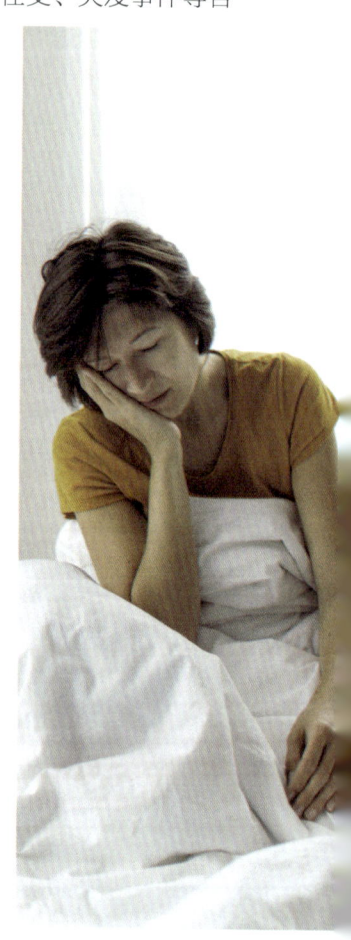

第一章 抑郁症自我诊断

惊恐障碍主要表现为日常活动时突然发作的、不可抗拒的害怕、恐惧、忧虑，和一种厄运将至、濒临死亡的感觉。

焦虑可能还会出现皮肤潮红、苍白出汗、恶心呕吐、心悸心慌、胸闷气短、过度换气、憋气、窒息感、手抖、口干、四肢麻木、手足抽搐、尿频尿急、阳痿早泄、月经不调、食欲不振、神经性腹泻或便秘、肌肉紧张抽动、运动僵硬等症状。

要注意区分焦虑症与正常的焦虑情绪，如焦虑严重，或持续时间过长，则可能为病理性的焦虑症。

为什么会焦虑不止

实际上，大多数人都会经历一些焦虑情绪，但焦虑的原因并不完全相同。与普通焦虑相比，焦虑症对日常生活的影响更大，可能会持续几个月或几年。以下情况均有可能诱发焦虑：

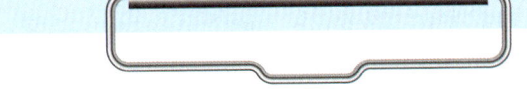

- 生物遗传因素，比如有焦虑家族病史的人；
- 患有外伤、严重的疾病；
- 身体一直处于亚健康等不良状况；
- 长期遭受一种或多种压力；
- 同时患有抑郁症等精神障碍；
- 滥用或误用药物或酒精；
- 持续使用咖啡因和尼古丁等成瘾性物质；
- 个人性格原因。

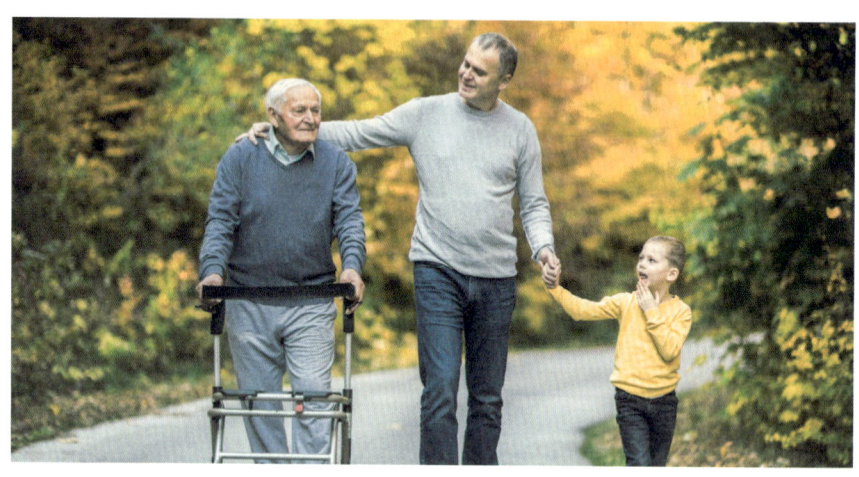

焦虑与抑郁是相伴而来的

很多时候，我们的负面消极情绪并不会以单一的形式出现。事实上，焦虑和抑郁往往会相伴而来。长期严重焦虑的人可能会发展为抑郁症，而患有抑郁症的人也可能表现为日常过度焦虑。

焦虑情绪多源自对未来危险的感知，更像杞人忧天的感觉，比如总觉得会有不好的事情发生，就会感到焦虑无比。而抑郁情绪则常常觉得悲剧已经发生了，从而心情非常低落，无法提起精神，自卑挫败感强烈，失去生活的兴趣和意义。

一般情况下，如果经常感到抑郁，焦虑感也会相伴而来；如果经常感到焦虑，可能有时候又会感到抑郁。焦虑和抑郁这两种负面情绪很容易相互影响，人在被消极情绪包围时，抑郁、焦虑、愧疚、无望、气愤、沮丧、羞耻、自卑、伤心等都会一股脑地侵入大脑。如果不能及时疏泄情绪，久而久之积聚在心中，就出现焦虑障碍或抑郁障碍。

第一章 抑郁症自我诊断

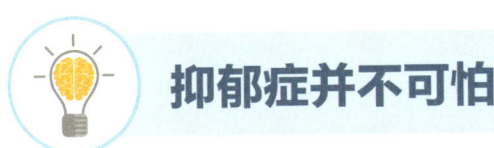

什么是抑郁症

○ 定义

抑郁症又称为抑郁性障碍，多因生物机能、家庭、心理、个性、环境等多种原因引起的以抑郁为主要症状的一组精神障碍。

抑郁症被比作"心理障碍中的感冒"，是心理健康专家最常遇到的问题之一。

抑郁症的感受与悲伤或哀伤并不同。人如果遇到困境和挫折，会产生悲伤等情绪，这是自然的正常反应，人也会随着时间的推移而逐渐适应困境，甚至主动去克服这些困难。但如果长时间陷入消极的情绪中而无法自拔，就会影响人的想法、行为、认知等方方面面。

○ 类型

抑郁只是一种统称，也分为很多种类型，比如：

（1）单纯的抑郁情绪。

其实，生活中的抑郁情绪是一种很正常的悲伤状态，我们每个人都可能正在或曾经经历过心情的悲伤失落。通常是由于事情没能达到自己的预期而产生的，比如期盼的事情出了差错，学习上的、事业上的、生活上的，亲情、友情、爱情，等等。

抑郁症居家疗法

在这种悲伤或消极的情绪状态下，我们会感到短暂的心情抑郁，通过睡觉、吃东西、旅行、运动、与朋友家人倾诉等方式，抑郁情绪得以疏泄，可能几小时、几天或几周后就自行消退了。

（2）持续性抑郁障碍。

也被称为心境恶劣。至少连续两年患有抑郁症，遭受持续的心境恶劣抑郁情绪，就会发展为持续性抑郁障碍。患者可能还会出现食欲不振、睡眠紊乱、精力不足、低自尊、注意力不集中、犹豫不决以及丧失希望等其他症状。他们常常觉得自己很无趣，更加回避社交，反而会增加抑郁的风险，患上重度抑郁的风险很高。

（3）情境性抑郁障碍。

也被称为反应性抑郁障碍，通常源于压力或创伤经历，是一种适应障碍，会使人在经历了压力之后，很难对生活做出反应或调整。

（4）非典型抑郁障碍。

特征是体重增加、嗜睡，又容易疲劳。其与典型抑郁症的主要区别在于，患者仍然有情绪反应，能以愉快的心情对积极事件做出回应。

（5）季节性情感障碍。

一种会随季节变化的抑郁症，比如秋冬季更多地出现疲劳、消极思维和情绪化，而这些情况在春夏季则明显减少。

（6）产后抑郁症。

很多女性刚生完孩子，通常会经历一段时间的产后忧郁，但产后抑郁症的症状要更严重，至少持续2周。可能始于妊娠期或孩子出生后。

（7）经前烦躁障碍。

很多女性在月经前会出现一些情绪化，比如经前综合征和月经周期中常见的情绪激动。但经前烦躁障碍的症状更严重，如非常焦虑、易怒，出现强烈的情绪波动和躯体症状，并且极大地干扰了患者的生活。

（8）更年期抑郁症。

更年期抑郁症又称为围绝经期抑郁症，初次发病年龄在更年期（男55～60岁，女45～55岁），是因精神焦虑、紧张、抑郁等因素而致的综合征。除了普遍的抑郁症临床症状外，还有月经不调、性欲减退，或出汗、怕冷、消瘦、乏力等症状。

（9）继发性抑郁症。

因药物、躯体疾病引起的继发性抑郁症，比如高血压患者服用降压药、中风、心肺疾病、内分泌代谢疾病、肿瘤疾病等，均可能引发抑郁症。

（10）老年性抑郁症。

多发生于65岁以上，常伴有脑白质损害的症状。

（11）轻/中/重度抑郁症。

抑郁按严重程度，还分为轻度抑郁、中度抑郁和重度抑郁。

轻度抑郁：情绪不太好，但并不影响正常生活，比如学习、工作、做家务、与人相处等。

中度抑郁：会影响社交和遇到职业障碍。比如在工作学习中，因为注意力不集中、积极性不高，导致效率低下。在人际交往方面，他们也可能会表现得笨拙和消极回避。

重度抑郁：会在大多数日子里感到情绪低落，并对日常活动失去兴趣，已影响正常生活的能力。对他们来说，可能起床、出门这样的小事

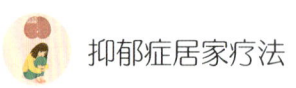 抑郁症居家疗法

也极具挑战性。

如果符合下列症状中的五条以上，前两条中至少符合一条，且时间持续两周以上，可以被确诊为重度抑郁障碍。

- 一天中大部分时间情绪低落。
- 对通常令人愉快的活动无兴趣。
- 食欲或体重变化。
- 睡眠模式改变。
- 疲乏无力。
- 感到内疚或自己没有价值。
- 焦虑不安或反应迟缓。
- 无法集中注意力或做决定。
- 反复出现死亡或自杀的念头。

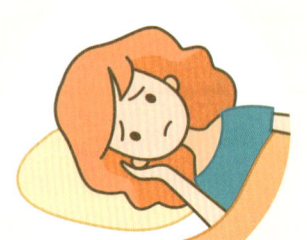

中医学"郁证"

抑郁症在中医学上属"郁证"范围。郁证是指因情感怫郁、气机郁结不舒，而逐渐引起五脏气机阻滞所致的一类病症，包括情志（七情所伤）、外邪、饮食等因素所致的气机瘀滞之证。

《景岳全书·郁证》记载："忧郁伤脾而吞酸呕恶""若忧郁伤脾肺而困倦、怔忡、倦怠食少""若忧思伤心脾，以致气血日消，饮食日减"。《赤水玄珠·郁证门》中又云："心郁者，神气昏昧，心胸微闷，主事健忘。肝郁者，两胁微膨，嗳气连连有声。脾郁者，中脘微满，生涎少食，四肢无力。肺郁者，皮毛燥而不润，欲嗽而无痰。肾郁者，小腹微硬，精髓乏少，或浊或淋，不能久立。"气血不足、饮食减少、倦怠乏力、健忘等都是郁证的主要症状。

中医学认为，郁证的主要病因在于肝失疏泄、脾失健运、心失所养，与肝、脾、心、肾等脏腑皆有关，却各有侧重。肝、肺之瘀滞多与气、

血、火相关，而食、湿、痰主要与脾相关，虚证则与心、脾、肾关系密切，如心神失养、心血不足、心阴亏虚、脾肾两虚等。

抑郁症初病在气，以肝失疏泄为主；中期则肝郁气滞加重，久病及血，故气滞血瘀多见；末期日久不愈，可见痰浊瘀血，往往损及脾肾，造成阳气不振、精神衰退等证候。

抑郁症常见症状

抑郁症的常见症状如下：

情绪	悲伤、沮丧、绝望、内疚、焦虑、易怒、想哭、麻木
认知功能	记忆力差、注意力不集中，无法做出决定或解决问题
想法	容易消极偏见（包括看待自我、世界和未来），只关注眼前的困难，对大多数事情失去兴趣，常常陷入消极的想法中，不停地自责，甚至不止一次想要自杀
行为	可能无法行动，不愿与人交往，回避社交，可能有酗酒、暴食等自我挫败行为，工作效率很低
动力	对学习、工作、社交活动，甚至爱好等都不感兴趣，感觉做什么都没意思，难以设定和追求目标
身体机能	常常感到疲惫、没精神，睡眠、食欲不佳，性欲减退，动作迟缓，烦躁不安

总体而言，就是显著而持久的情绪低落、思维迟钝、言语减少、动作迟缓、排斥社交等。有的人持续消沉的情绪，可以从闷闷不乐发展到悲痛欲绝、自卑抑郁，甚至悲观厌世，有自杀企图或自杀行为。有的人还可发生麻木感，有明显的焦虑和运动性激越。严重者可出现幻觉、妄想等精神病性症状，反复发作2周以上，或者几个月，甚或数年。

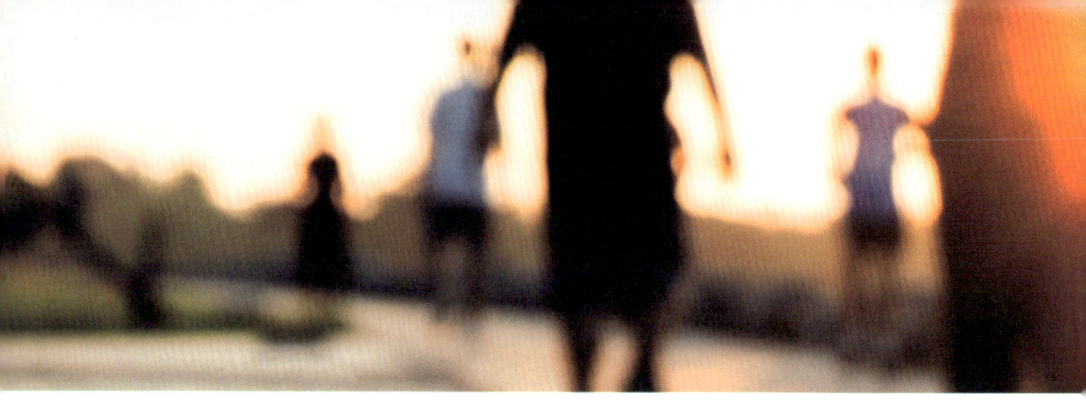

为什么会得抑郁症

抑郁症并非简单的病因导致，跟生物、经历、社会环境、心理个性等因素密切相关，是多种因素的综合结果。

○ 生物因素

主要涉及遗传、神经生化、神经内分泌、神经再生等方面。血清素、去甲肾上腺素、多巴胺等神经递质功能紊乱，也会引起生物机能方面的抑郁症。由生物因素引发的抑郁要先进行生物性治疗。

遗传基因对抑郁有一定影响，患抑郁症的母亲所生的子女可能会增加患抑郁症的概率。如果父母患有抑郁症，常常沉默少言，不愿参与各种社会活动，对环境事物过于敏感，十分焦虑和悲观，这些都会直接影响孩子成长中的情绪和个性发展。

○ 经历因素

童年或现在正在经历家庭纷争、父母或自己酗酒、父母早逝或亲子关系淡漠等心理创伤，导致在以后的生活中可能诱发抑郁症。

○ 社会环境因素

遭遇了应激性的生活事件，如失业、患病、婚姻家庭破裂、友情或爱情失意、亲情裂痕等压力事件，以及人际关系、经济压力、物质使用、性别认同等情景环境影响，这些都是导致抑郁发作的重要触发条件。

○ 心理个性因素

有的人因个性和认知方式，常常出现惯性消极思维，有抑郁气质，就容易引发抑郁症。

以上这些因素并不是单独起作用的，多个消极事件、情绪同时或在短时间内接连发生，产生交互作用，会提高抑郁发生的可能性，比如感情破裂、失业或破产、疾病、丧亲等多重压力打击。有过抑郁经历，尤其是多次抑郁的人复发的风险更高。

哪些人群更容易得抑郁症

有研究调查显示，不同的抑郁症患者表现的方式可能不同，但很多具有共通的个性。

日本的下田光造博士认为，有"执着个性"的人更容易患抑郁症。这种人通常热心于工作，做事一丝不苟，有强烈的责任感、正义感，让自己处于异常兴奋的工作、学习中，总是注意别人的言行，过分遵守秩序，遇到失败、挫折时更愿意自我反省，具有广泛的同情心，等等。

德国的精神医学学者克雷契曼长年观察大量精神病患者，认为精神疾病与一个人的体质、气质有密切的关系，曾针对这些共通的个性加以区分。他认为，人类的体型分为4种，再从体型中划分出个性的不同，以躁郁气质、肥胖型的人最容易患抑郁症。

○ 自闭性个性（分裂气质）的特征

具有自闭性个性的人往往令人难以捉摸，性格孤僻，是典型的个人主义者，但不一定是利己主义者。他们明确划分自己和别人的界限，十分厌恶别人侵入自己的内心领域，比一般人更容易受到伤害。可分为敏感和迟钝两种完全不同的极端类型。

这类人不善于交际，属于非社交型，具有害羞、孤独的特性，凡事采取置身事外的超然态度，觉得一切事不关己。但又有顽固的想法及信念，认真地计划将来的事情，属理想主义者，而且韧性极强，对于事情的反应态度有极端的倾向。

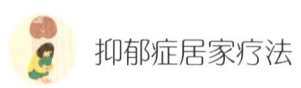 抑郁症居家疗法

这类人的体型大多数是瘦削的，声音低沉，喜欢用强制性语气。男性多半给人高深莫测、难以接近的感觉，女性则给人理智、冷漠的感觉。

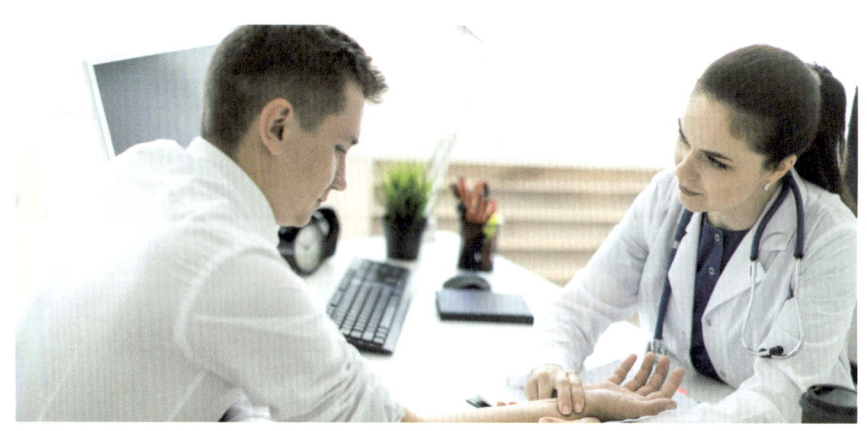

○ 同调性个性（躁郁气质）的特征

同调性个性的人往往外向开朗，易亲近，善于社交，且具有同情心，不会猜忌，容易相信他人，是善良温和的现实主义者、无忧无虑的乐天派，对事情不会考虑得太深入。

他们能够顺利地适应环境，与周围的人、环境和社会之间不会有太大的冲突。但心情极不稳定，常常感情用事，喜欢胡思乱想。和周围的一体感对他们来说相当重要，一旦丧失这种一体感，则会陷入抑郁状态。

这一类型的人以肥胖型居多，身材中等。说起话来声音柔和悦耳，语速较快，抑扬顿挫比较明显，有时会突然从一个话题转移到另一个话题。男性常给人和善、稳重的感觉，女性则给人可爱的印象。

○ 黏着性个性（癫痫气质）的特征

做事一丝不苟，性格刚直、顽固，总是把周围整理得井然有序。一旦开始做某件事情，就会全身心地投入。但是也会因为过于投入一件事情而忽略了其他事物，无法将自己的精力同时投入到两件事情上。会废寝忘

食，可能常常打乱生活规律。

同时严于律己，对待感情非常执着，有耐心，可以凭借坚强的毅力完成非常单调乏味的工作。不会冲动行事，深思熟虑之后才做出自己的决定。平常很注意工作的细节，有经济概念，很容易得到他人的信任。只是有时会突然发脾气而让周围的人吓一跳。

这一类型的人多身体健壮，身高中上，肩膀厚实，肌肉发达。不论男女，手掌都很宽大，手指粗肥。说话声音低沉，缺乏抑扬顿挫，说话喜欢拐弯抹角。

○ 自我显示个性（歇斯底里气质）的特征

自我表现的欲望很强，虚荣心、好胜心很强，总想引起别人的注意，很在意别人说的话，总是希望别人看见自己的痛苦，常常表现出羡慕、嫉妒、后悔的情绪，耽于空想。

喜欢以自我为中心，任性、撒娇，容易依赖别人，碰到困难总想从别人那里得到帮助，是严于律人、宽以待己的典型。容易受到他人和外界环境的影响，意志力比较薄弱，对行为缺乏克制性。

这种人说话声音高、语速快，有明显的抑扬顿挫。具有这种个性的男性，竞争意识强，处理事情时积极、紧张，不愿意承认对手比自己强。

○ 神经质个性的特征

这一类型的人对外界的刺激比较敏感，很介意别人的言语和态度，对芝麻绿豆般的小事也胡思乱想，胆小、怯懦、对自己没有信心，犹豫迟疑，容易产生自卑心理，过于在意身体的各种状况，在意的事情总是浮现于脑海中，总是担心不能做好某件事情。

体型上以瘦弱居多，一紧张就会颤抖，说话声音较小，往往底气不足。容易患强迫症中的清洁恐惧症。

当然，克雷契曼总结的这五种个性只具有普遍意义，并不能表示一个人完全属于某一个性类型。有的人可能同时具备两种或多种的个性类型的

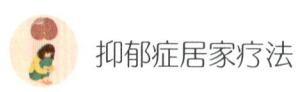 抑郁症居家疗法

特征,只是有一种更明显而已。

克雷契曼的个性分析与精神疾病之间的关系,如以下所示:

精神分裂症——分裂气质——瘦型、斗士型

抑郁症——躁郁气质——肥胖型

癫痫气质——肥胖型以外的体型

【个性小测验】	
大家如果想了解自己倾向于哪种个性,不妨来做一下小测验。以下所列举的项目,若与你的个性非常吻合就做"◎"记号,大致吻合则做"○"记号,完全不符合就不要作记号	
1	内向,不喜欢出风头
2	喜欢交际,常常照顾别人
3	坚韧不拔,不屈不挠
4	时髦,不喜欢过时的东西
5	对自己所做的事没有信心
6	为人严肃、不苟言笑
7	活泼开朗、不拘小节
8	做事一板一眼
9	非常在意别人对自己的看法
10	对自己的身体问题很敏感,特别是健康问题
11	对有些事情总会特别固执
12	容易杞人忧天、闷闷不乐
13	没有任何原因,却忽然感到不高兴

第一章 抑郁症自我诊断

14	在意的事总是停留在脑海中挥之不去，并因此感到非常痛苦
15	耽于幻想
16	理想重于实际，永远有憧憬
17	不受限于过去，活在当下的思考方式
18	耐力极强，但积压到无法忍耐时就会爆发出来
19	总期望做成自己能力办不到的事
20	对芝麻绿豆般的小事也非常敏感
21	不愿采纳别人的意见，喜欢一意孤行
22	把自己的事满不在乎地委托给他人
23	拘泥于礼仪的形式
24	总是羡慕别人，而且很嫉妒
25	多虑，非常在意流言

【自我测评结果】

请先在前面的测验中认真作答，◎表示2点，O表示1点，然后合计点数。下列5个项目，某个项目超过6点的话，表示该项个性很强

自闭性个性（分裂气质）	1、6、11、16、21
同调性个性（躁郁气质）	2、7、12、17、22
黏着性个性（癫痫气质）	3、8、13、18、23
自我显示个性（歇斯底里气质）	4、9、14、19、24
神经质个性	5、10、15、20、25

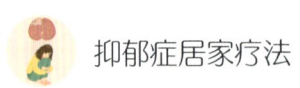 抑郁症居家疗法

抑郁症不同于其他精神病症

很多有抑郁症的人不敢"开口言病",每天戴着面具生活,有着深深的病耻感。其实,抑郁症跟其他精神病是不一样的,就像感冒发热一样,它是情绪上的"感冒",并非常人理解的不开心、想太多、矫情、意志力薄弱,而是身体指征发生了异常。我们不应该对他们抱有偏见,更不该觉得他们是应该被隔离的精神病患者。

○ 如何区分

抑郁症和精神病是有很大区别的,可以从以下方面来区分二者。

(1)主动与被动。

抑郁症患者一般会主动求医,而精神病者患不清楚自身疾病,通常会回避心理问题。

(2)有效与无效。

抗抑郁药与抗精神病药是两类作用不同的精神类药。抑郁症患者使用抗精神病药治疗一般是无效的,而抗精神病药对精神疾患比较有效。

(3)意念和妄想。

在思维内容方面,抑郁症与精神病有着重要区别。抑郁症患者主要表现为消极悲观的意念,容易有困难、挫折、失败、患病、自责、自罪、自杀等不良念头。这些意念在重症患者身上可达到近似妄想的程度,但与精神病的妄想症状又不同。抑郁症的妄想或意念不是凭空而来的,而是与所处环境及事件有关,如学习压力、交往障碍、性困惑、家庭事业、年迈多病、孤独寂寞等。

(4)痛苦与淡漠。

抑郁症与精神病的情感表达方式是不同的,抑郁症患者通常表现为心境低落、痛苦、愁眉苦脸、忧心忡忡、自卑、易流泪等。

第一章 抑郁症自我诊断

○ 需要和哪些疾病区别

（1）老年痴呆。

·有些老年人的抑郁症表现为明显的认知功能改变，类似痴呆，称为假性痴呆。

·老年人的抑郁症一般发病较急，有一定的救治要求和自知力，晨重夜轻。痴呆症则是晨轻夜重，缓慢起病。

·进行心理测试时，老年抑郁症患者不愿回答问题，痴呆患者会尽可能编造。

·给予抗抑郁治疗后，短时间内老年抑郁症患者的认知功能会有一定程度的恢复，但对痴呆患者没有效果。

（2）精神分裂症。

·抑郁症以心境低落为原发症状，精神病性症状是继发的；而精神分裂症则恰恰相反。

·抑郁症患者的思维、情感和意志行为等精神活动是协调的；而精神分裂症患者是不协调的。

·抑郁症是间歇性病程，间歇期基本正常；而精神分裂症多数为进展性病程，缓解期常有残留精神症状或人格改变。

（3）创伤后应激障碍（PTSD）。

创伤后应激障碍患者常伴随抑郁症状，往往遭遇了地震、虐待、强奸、意外事故等严重威胁生命或情感创伤的事件，然后出现以焦虑、痛苦或易激惹为主的情感改变。常常有与创伤有关的噩梦、梦魇等，反复出现强制性回忆。

（4）双相抑郁。

双相抑郁指既有躁狂发作，又有抑郁发作，本次发病以抑郁症状为主；抑郁症患者既往无躁狂发作史，始终以抑郁症状为主要临床表现。

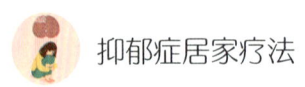 抑郁症居家疗法

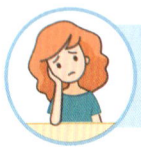 **抑郁症自我诊断方法**

根据测验的结果进行自我判断

抑郁症是一种令人痛苦的疾病。有些人在受到较多挫折后，常常会感到心情不佳、沮丧、低落，不禁怀疑"自己是不是抑郁了"。

其实，是否患上抑郁症看起来或感觉上是不一样的。预防或治疗抑郁症的第一步，是先了解自己的心理情况，关注一些症状是如何随时间变化的。

如果怀疑自己焦虑或是抑郁了，或者想要了解自己的焦虑或抑郁程度，不妨来做一下SDS抑郁自评量表和SAS焦虑自评量表，以此来评估一下现状。和其他的疾病一样，对于抑郁症，早发现、早治疗是最重要的。

如果测验结果正常又能够把握住自己的状态的话，建议不要过分紧张。一旦测验结果出现异常数值，可以马上察觉到，并做出相应的改变。

但这些问卷调查并非一成不变，有些问题的答案可能每天或每周都在变化，也可能并没有明显变化。可以尝试每周或每月定期做一次相关问卷，并记录分数。最好不要在感到特别沮丧的时候测试。记录每次做问卷的结果，有助于追踪症状的变化。

如果分数整体呈现下降趋势，这可能意味着情绪正在改善。可以把这一次的分数和上一次的进行对比，以评估过去一周是否在特定的症状上有所改善。如果症状持续加重或根本没有变化，这表明应该及时咨询专业医生，尝试其他治疗方案。

每个人的个性、所处的环境、遭受的事情、是否有效发泄情绪等，都是导致抑郁症的因素。抑郁症虽然属于心理方面的疾病，但最初的症状大多是从身体的变化开始的。人的身体常因劳累或疾病而感到疲劳，此时若心理也感到疲惫，身心将难以承受而产生抑郁情绪。所以抑郁最有效的预

第一章 抑郁症自我诊断

防方法，就是要让身心均保持一定的平衡和弹性。

当身体感到疲累时，尽量立刻放松精神；当精神感到疲惫时，尽量让身体好好地休养。这样可以适时缓解身心的紧张、焦虑。

SDS抑郁自评量表

SDS抑郁自评量表，是Self—rating Depression Scale的简称，由W.K.Zung编制于1965年，为美国教育卫生福利部推荐的用于精神药理学研究的量表之一。它含有20个自评项目，分为4级评分。

特点是使用简便、应用颇广，能相当直观地反映抑郁患者的主观感受及其在治疗中的变化，主要适用于具有抑郁症状的成年人。但其对严重迟缓症状的抑郁，评定有困难；对于文化程度较低或智力水平稍差的人，使用效果也不佳。

抑郁自评量表（SDS）

请您仔细阅读以下每一条的说明，把意思弄明白，然后对照自己最近一周来的感受，从四个选项中选择最符合您实际情况的一项

问题	没有或很少	有时	经常	持续	得分
1. 我觉得闷闷不乐，情绪低沉	1	2	3	4	
*2. 我觉得一天中早晨最好	4	3	2	1	
3. 我一阵阵哭出来或觉得想哭	1	2	3	4	
4. 我晚上睡眠不好	1	2	3	4	
*5. 我吃饭像平时一样多	4	3	2	1	
*6. 我与异性密切接触时和以往一样感到愉快	4	3	2	1	
7. 我感觉自己的体重在下降	1	2	3	4	
8. 我有便秘的烦恼	1	2	3	4	

（表头"频率"横跨没有或很少/有时/经常/持续四列）

9. 我觉得心跳比平时快了	1	2	3	4	
10. 我无缘无故感到疲乏	1	2	3	4	
*11. 我的头脑跟平时一样清楚	4	3	2	1	
*12. 我做事情像平时一样不感到有什么困难	4	3	2	1	
13. 我坐卧不安，难以保持平静	1	2	3	4	
*14. 我对未来感到有希望	4	3	2	1	
15. 我比平时容易生气激动	1	2	3	4	
*16. 我觉得做出决定是容易的事	4	3	2	1	
*17. 我觉得自己是有用的人，别人需要我	4	3	2	1	
*18. 我的生活过得很有意义	4	3	2	1	
19. 我认为如果我死了，别人会生活得更好	1	2	3	4	
*20. 对于平常感兴趣的事我仍旧感兴趣	4	3	2	1	
标准总分=总粗分（20个项目中的各项分数相加）×1.25					

注：带*的为反向评分题。正向评分题，依次评为粗分1、2、3、4分；反向评分题，则评为4、3、2、1分。

"没有或很少"表示出现类似情况的频率少于1天或没有出现；"有时"表示至少2天会出现类似情况；"经常"表示至少4天会出现类似情况；"持续"表示几乎每天都会出现类似情况。

如何评定自测结果

待SDS自我评定结束后，把20个项目中的各项分数相加，即得总粗分，然后用总粗分乘以1.25以后取整数部分，就得到标准总分。

第一章 抑郁症自我诊断

SDS总粗分的正常上限为41分，分值越低，说明状态越好。中国常模的分界值为53分，53～62分为轻度抑郁，63～72分为中度抑郁，72分以上为重度抑郁。

量表总分值仅作为参考而非绝对标准，应根据临床症状来划分；对症状严重的抑郁症患者，评定有困难。如果评估出现抑郁症状，请及时前往专业医疗机构，进一步检查评估和治疗。

评定注意事项

表格由评定对象自行填写，自评者要把整个量表的填写方法及每个问题的含义都弄明白，然后做出独立的、不受任何人影响的自我评定。

如果评定者的文化程度低，不能理解或看不懂有些问题的内容，可由家人念给他听，逐条念，但要让评定者独自做出判断。一次评定可在10分钟内填完。

SAS焦虑自评量表

SAS焦虑自评量表是Self—rating Anxiety Scale的简称，由W.K.Zung编制于1971年，用于评出有焦虑症状的个体的主观感受，作为衡量焦虑状态的轻重程度及其在治疗中的变化的依据。

焦虑也是心理咨询门诊常见的一种情绪障碍，此表近年来已作为咨询门诊中了解焦虑症状的一种自评工具。

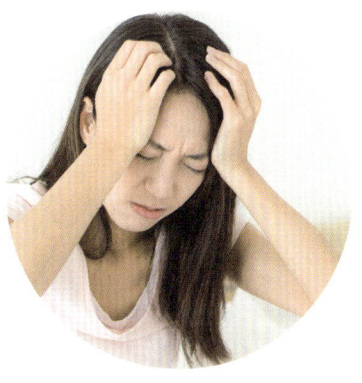

抑郁症居家疗法

焦虑自评量表（SAS）

请您仔细阅读以下每一条的说明，把意思弄明白，然后对照自己最近一周来的感受，从四个选项中选择最符合您实际情况的一项

问题	没有或很少	有时	经常	持续	得分
1. 我觉得比平常容易紧张和着急	1	2	3	4	
2. 我无缘无故地感到害怕	1	2	3	4	
3. 我容易心里烦乱或觉得惊恐	1	2	3	4	
4. 我觉得可能要发疯	1	2	3	4	
*5. 我觉得一切都很好，也不会发生什么不幸	4	3	2	1	
6. 我手脚发抖打战	1	2	3	4	
7. 我因为头痛、头颈痛和背痛而苦恼	1	2	3	4	
8. 我感觉容易衰弱和疲乏	1	2	3	4	
*9. 我觉得心平气和，并且容易安静地坐着	4	3	2	1	
10. 我觉得心跳得很快	1	2	3	4	
11. 我因为一阵阵头晕而苦恼	1	2	3	4	
12. 我有晕倒发作，或觉得要晕倒似的	1	2	3	4	
*13. 我吸气、呼气都感到很容易	4	3	2	1	
14. 我手脚麻木和刺痛	1	2	3	4	
15. 我因为胃痛和消化不良而苦恼	1	2	3	4	
16. 我常常要小便	1	2	3	4	
*17. 我的手常常是干燥温暖的	4	3	2	1	

18. 我脸红发热	1	2	3	4
*19. 我容易入睡并且睡得很好	4	3	2	1
20. 我会做噩梦	1	2	3	4
标准总分=总粗分（20个项目中的各项分数相加）×1.25					

注：带*的为反向评分题。若为正向评分题，依次评为粗分1、2、3、4分；反向评分题，则评为4、3、2、1分。

"没有或很少"表示出现类似情况的频率少于1天或没有出现；"有时"表示至少2天会出现类似情况；"经常"表示至少4天会出现类似情况；"持续"表示几乎每天都会出现类似情况。

如何评定自测结果

与SDS一样，20个项目得分相加即得粗分，经过公式换算，即用粗分乘以1.25以后取整数部分，就得标准分。

按照中国常模结果，SAS标准差的分界值为50分，其中50～59分为轻度焦虑，60～69分为中度焦虑，69分以上为重度焦虑。

评定注意事项

SAS可以反映焦虑的严重程度，但不能区分各类神经症。评分不受年龄、性别、经济状况等因素的影响，但如果自评者文化程度较低或智力水平较差，不能进行自评。

如果评定者的文化程度低，不能理解或看不懂有些问题的内容，可由家人念给他听，逐条念，但要让评定者独自做出判断。一次评定可在10分钟内填完。

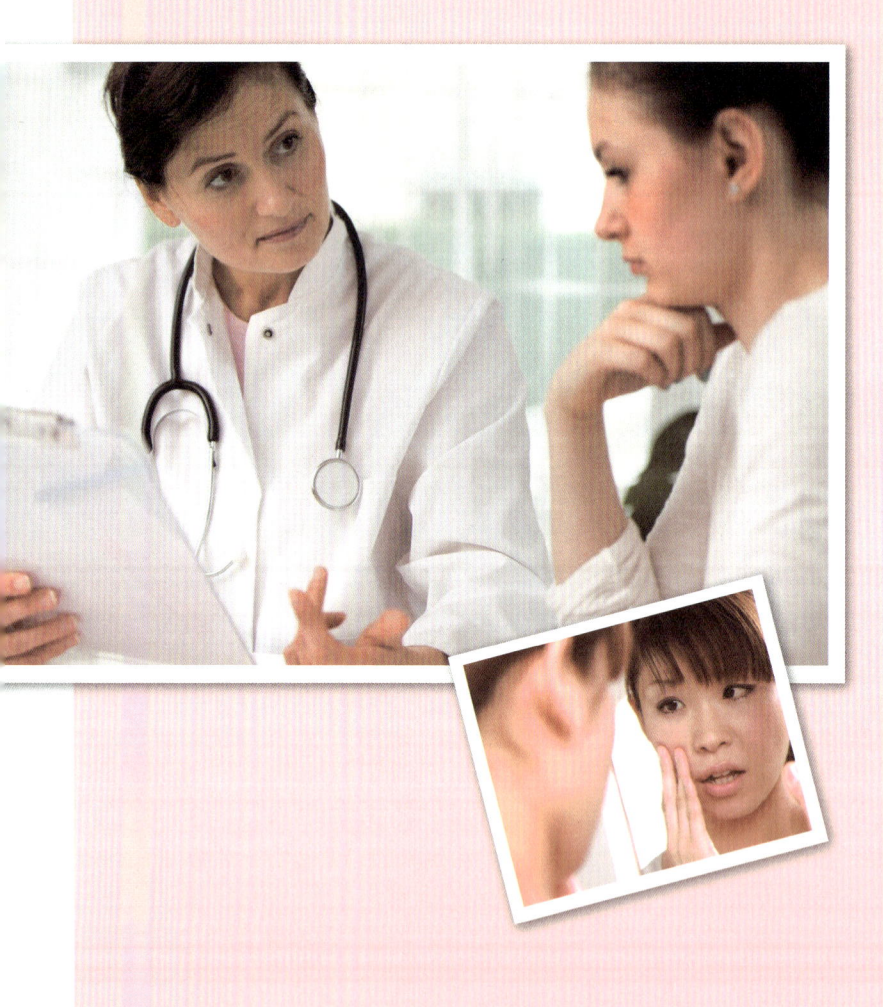

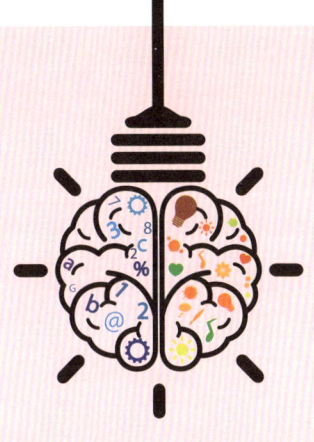

第二章
认知行为疗法策略

　　认知行为疗法是治疗抑郁症的有效手段之一，应用广泛，在缓解和改善抑郁症状方面具有非常不错的效果。通过帮助患者识别和改变负面的思维和行为模式，达到减轻抑郁症状的目的。

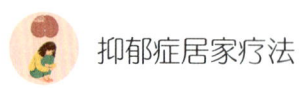 抑郁症居家疗法

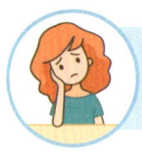 什么是认知行为疗法

定义

认知行为疗法（cognitive behavior therapy，CBT）起源于20世纪六七十年代的美国。通过改变我们在某种情况下的想法或行为模式，就可以改变我们对生活的感觉；通过日常活动计划，将我们消极的思维方式和不良的行为习惯转化为积极的应对技巧。

认知行为疗法是一种实际的、以解决问题为重点的谈话疗法，被广泛应用于临床心理治疗和生活。其理论基础是我们的认知方式（思维）、感受方式（情绪）以及行动方式（行为），这三者都是相互作用的。

认知行为疗法就是将困难的问题分解成更小的部分，使之变得容易解决。

认知

认知就是学会识别引发痛苦情绪的消极思维习惯，并借助多种技巧发展更理性的思维方式。其涉及日常的想法、信念和态度，比如自我对话、价值观和解释外部事件的方式。

人的一些认知是有意识的，可以觉察到存在；有一些则是无意识的，在更具体的心理过程中才能察觉；还有一些会一直保持不被我们察觉的状态。

我们大脑中的想法每天有成千上万个，在大多数时候，我们并不会意识到自己在思考，但想法确实会影响我们的感受和行为。想法是我们理解自我、他人和周围世界的方式，但我们有时会忘记，许多想法是不准确的、无益的。

当陷入抑郁时，思维模式就会被扭曲。认知歪曲能助长抑郁症发展，

第二章 认知行为疗法策略

也是我们对自身、他人和周围世界错误和消极的信念的来源。抑郁症患者通常都是认知歪曲，有着很多的消极和错误的想法。

信念是我们对自己、他人和世界做出的相对稳定的假设。有时候我们可能会有意识地反思自己的信念，甚至怀疑它们。信念会影响我们的想法、情绪和行为。

认知可以帮助我们识别和理解自己的负面情感，发现自身对事物的认识歪曲和消极片面的态度，进而达到纠正错误认知的目的。

情绪

情绪是我们在应对发生的事情时心理和生理上的感受。抑郁症患者通常都有内疚、无价值感、疲劳和不堪重负的情绪感受，这些都来源于自我、他人和世界的想法。要想改变自己的情绪，首要就是识别情绪背后的想法。

识别消极思维并找出更准确、更有益的替代思维，是认知行为疗法治疗抑郁症的关键方法。情绪包括外部和内部，比如环境的影响、他人的影响，自身的身体感觉和想法，由此产生的情绪包括认知评价和生理反应两方面。

认知评价就是指我们如何看待事物，给予了事件的其他想法意义。我们很容易意识到自己的主观评价，但很难明白这些认知评价背后的想法原因。

生理反应包括心率加快、头晕、头痛、腹部不适、胸闷、潮热、亢奋、沉重等。

情绪与认知和生理感觉密切相关，学会关注身体上的变化有助于了解自身的情绪。

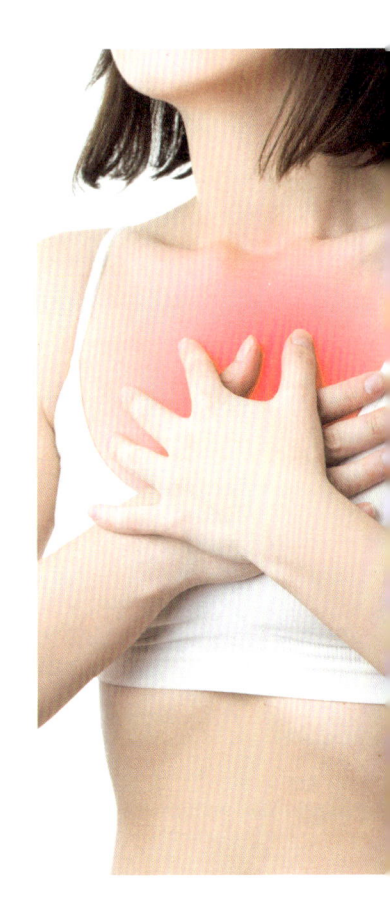

抑郁症居家疗法

行为

通过各种行为能够帮助我们改变思考方式和感受。包括行为实验、反复暴露在恐惧的场景中、练习深度放松与呼吸技巧、解决问题、设定目标、果敢沟通、利用社会支持和预先规划活动。

行为不仅包括特定情形下的应对方式，也包括生活习惯和惯例。认知对行为有非常重要的影响。

认知、情绪、行为息息相关

认知、情绪、行为这三者之间密切相关，互相作用，互相影响。如果你悲观地看待一件事，你很可能会感受到负面情绪，这些情绪会影响你做接下来的事。理解这种相互关系对抑郁症治疗很有帮助，因为任何一方面的积极改变都会对其他方面产生积极影响，也是认知行为疗法的核心。

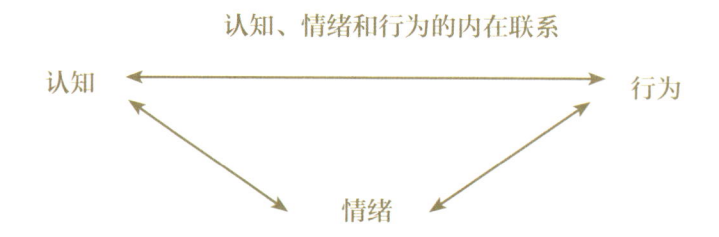

认知、情绪和行为的内在联系

认知 ↔ 行为
↘ ↙
情绪

○ 认知影响情绪

日常生活中，我们怎么看待生活中发生的事情，决定了我们有怎样的情绪。比如：

- 认知——我做了件坏事，应该受到惩罚。

  情绪——内疚不安。

- 认知——可能会有不好的事情发生。

情绪——焦虑不安。
- 认知——他们做了坏事，不应该逃脱惩罚。

  情绪——愤怒生气。
- 认知——对我来说，这一切太顺利了。

  情绪——满意开心。
- 认知——我失去了某件特别在意的东西，或某些事情失败了。

  情绪——失望伤心。
- 认知——我总是失败、失去，我的未来没有希望，生活没有意义。

  情绪——绝望、无助、自卑。
- 认知——我总是不如别人，把什么事情都搞砸了。

  情绪——怀疑自我。
- 认知——我是个讨厌的人，大家都不喜欢我。

  情绪——自卑、自我厌恶。

认知会带来相应的情绪，反之情绪的爆发也会进一步加强认知。比如因为消极的认知，我们产生沮丧、失望、生气、无助等消极情绪，然后再反过来影响认知，会更加消极地看待事情，这就是陷入抑郁症的恶性循环中，一旦感到焦虑，就会专注于各种风险的认知。

○ 情绪驱动行为

情绪的持续发展会驱使我们采取一些行为。如果焦虑、内疚、受伤、绝望等消极情绪长期存在，就会引导注意力放到自认为非常重要的问题上。比如抑郁症患者可能经常担心自己得病，但又找借口不去医院，怕检查的结果。有的人逃避社交，每天不出门，因为出门社交让他心情低落，

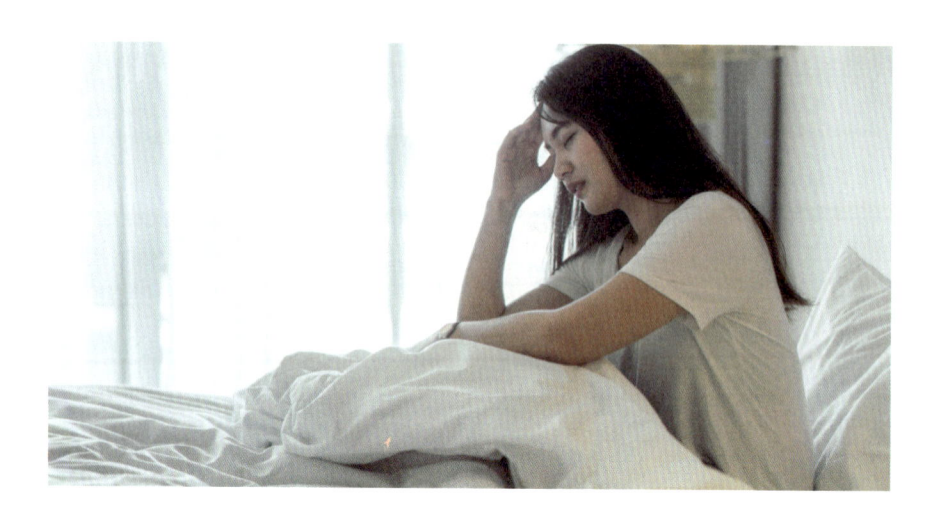

觉得自己无能。

当然，情绪驱动行为，也会受行为影响。有些行为会增强我们的情绪，有些行为则会影响认知，进而影响我们的感受。

○ 行为对情绪的影响

当改变行为后，情绪也变得不同了。比如情绪低落了，出去散散步，找人倾诉一下，或者其他任何积极行为，都会缓解焦虑、失望等情绪，而不是闷闷不乐地把自己锁在屋里的行为。

很多行为还会强化现有的认知，比如抑郁症患者逃避同他人社交，这样会强化"我不行""别人不喜欢我""我做不到"的认知。

相反，改变我们的某些行为会让我们换一种方式思考自己的处境，并因此感觉更好。例如主动开展社交，不再逃避，可能会有"只要努力，我就可以交到朋友"的新认知；善待不喜欢的人，可以让我们更积极地看待他们，并轻松相处。

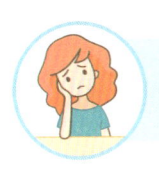

认知行为疗法的作用

认知行为疗法有助于治疗各种心理问题，包括焦虑、抑郁、惊恐发作、睡眠问题、恐惧症、人际关系障碍、羞怯、进食障碍、愤怒、药物滥用、酗酒、性功能障碍、创伤后应激障碍、慢性疼痛、健康问题、双相情感障碍和社交恐惧症。尽管治疗不同的心理问题时会用到认知行为疗法的不同部分，但治疗核心始终是改变认知和行为。

认知行为疗法除了广泛应用于治疗心理障碍的疾病，对普通人来说也可减轻压力和提高生活质量，有助于人们应对日常生活中的压力和焦虑。

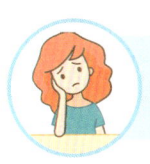

认知的居家疗法

识别错误思维，改变信念

了解常见的思维错误，可以帮助识别自己在什么时候陷入了可能会影响情绪和行为的歪曲认知。

○ 日常常见思维错误

（1）全或无思维（非黑即白思维）。

从绝对或极端的角度看待事物，无视中间地带，以极端的方式来看待事物，认为事情要么是完美的，要么就完全无法接受；不是好就是

抑郁症居家疗法

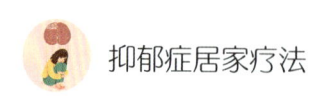

坏，不是成功就是失败，不是积极就是消极。拥有这些思维者常常使用"总是"或"从不"的语言。

比如：

我是不是必须取悦所有人，否则他们会讨厌我，都是我的原因。

这件事我必须做到最好、必须成功，否则就是完全浪费时间，就是我不够努力。

如果我这次没考好，我就成了失败者。

我的成绩不好，我就是个彻底的废物。

我朋友很少，都是我的自身原因，全是因为我不好。

我永远不会快乐。

他从来不为我着想。

人们总是误会我。

他们总是不喜欢我。

他们总是找我麻烦。

他们从不相信我。

我从来都是失败者。

（2）以偏概全思维。

由一次偶然的事件得出结论。

比如：

上次考试没考好，说明我什么都没学会。

每次事情开始有转机了，就会出问题。

我每次尝试都毫无进展。

这一次失败了，我总是把事情都搞砸。

（3）灾难化思维。

总是预测最坏的情况或灾难性后果，认为情况总是令人绝望和悲惨的。

比如：

这件事真糟糕，我犯了错肯定会被解雇的。

这次我没考好，完蛋了。

他不爱我了，我没有快乐了。

我的亲人离世了，我再也不会幸福了。

我必须做到完美，犯错误太可怕了。

我必须保持苗条的身材，变胖了我完全接受不了。

我必须考到年级第一名，接受不了成绩、名次的下滑。

（4）过度消极。

总是选择性地把注意力放在消极的认知思维中，寻找一切理由支持自己的消极思维和信念，或者在没有任何证据或迹象支持的情况下得出消极结论。

比如：

我的工作为什么总是不如别人。（即使获得了总体评价不错的反馈，依然揪住一些负面评价而消极反刍。）

今天的约会，我做了×××事，太尴尬了吧。（很多天反反复复地在脑海中回想尴尬时刻。）

我的成绩这么糟糕，老师跟我说的话、看我的表情都变了，肯定觉得我很差。

（5）贬低积极信息或反馈。

当得到他人的积极反馈时，认为他们只是出于好意或别有用心，并不是真的想帮助自己，或对自己真心评价。

比如：

这人真虚伪，肯定在心里嘲笑我呢。

他给我提建议，是不是别有用心？

抑郁症居家疗法

（6）极度个人化。

或者说过度善良，喜欢为那些本无需负责的事件和情况承担责任。常给自己、他人和世界贴标签。

比如：
集体参与的项目失败了，总觉得是因为自己工作不够努力。
他人没有及时回复信息，就认为人家生气了，不想理自己了。
朋友约你一起吃午餐但是迟到了，就断定他并不是真的想见你。
伴侣没有及时接打电话，就认为对方肯定有问题。
同学随口说了句话，就认为他话里有话，针对自己。
一次没考好，就觉得没有希望了。
我知道她在想什么。
我非常擅长解读别人的表情、语言。

（7）感受即事实。

把感受错当成现实，用感受来得出似乎合理的结论。
比如：
我感到绝望，因为这就是事实。
我觉得自己很失败，因此我就是个失败者。
我认为这些治疗在过去没用，那就永远不会有用，从而忽略了许多可能更有帮助的其他疗法。
决定不打电话向朋友寻求支持，因为他无论如何也不会理解我。

（8）贴标签。

给自己或他人"扣帽子""贴标签"，是以偏概全的极端形式。比如"白痴""失败""丑陋""一无是处""愚蠢""懒惰""废物""无能""混蛋"等标签，都会削弱自尊，引发羞耻、自我厌恶、挫败、怨恨等消极情绪。

第二章 认知行为疗法策略

比如：
我是个十足的笨蛋。
他们都很自私。
我是一个失败者。
他就是个自私自利的混蛋。
我就是个废物，干啥都不行。

○ 日常消极思维清单

- 不好的事情总是发生在我身上。
- 没有人会爱我。
- 别人都不理解我。
- 我永远不会快乐。
- 我总是把事情搞砸。
- 我必须把每件事都做好，否则就没有人爱我。
- 全都怪我。
- 我从来都没有放松地休息过。
- 生活对我来说更难了。
- 我不够好。
- 没有希望了。
- 找不到任何生活意义。
- 我没有朋友。
- 我不想跟任何人说话。
- 我是个失败者。

抑郁症居家疗法

这些消极思维对于抑郁症患者来说比较常见，通常都伴有消极的感受或情绪。比如：

- 失望无助
- 生气焦虑
- 沮丧
- 羞愧
- 懊恼
- 厌恶
- 暴怒
- 悲伤
- 害怕
- 自卑

识别我们的消极思维，与情绪感受联系起来，有助于我们意识到思维和感受之间的关联，这是采取行动、改变信念的第一步。

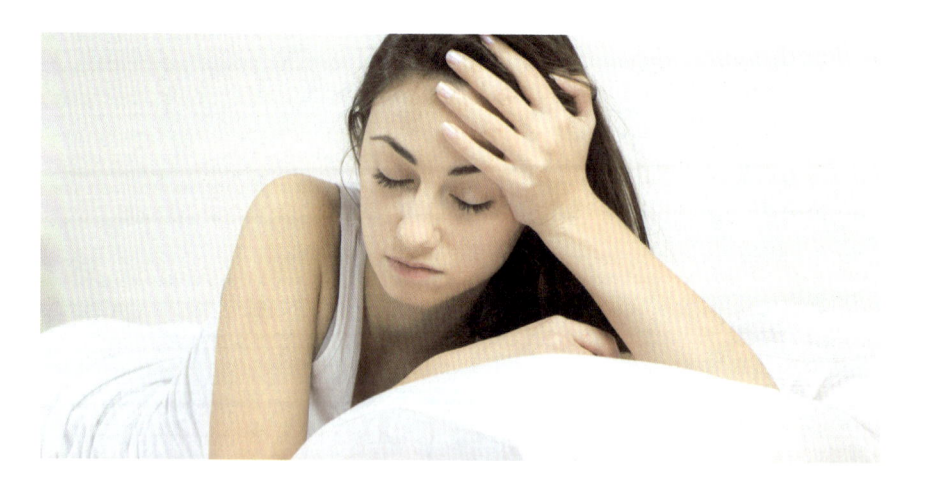

反驳消极认知，理性看待

消极思维是抑郁症的常见症状，学会识别消极思维是改变自我的第一步。识别出有问题的想法之后，就要学着反驳消极认知，并找到更中性、理性的视角看待事情。

第二章 认知行为疗法策略

当找到反对消极思维的证据时，我们就可以告诉自己，消极思维实际上是不准确的，以强大而积极的方式影响我们的感受。比如：

消极事件	我失恋了，感觉天都要塌了，他为什么不爱我了，我很失败，我再也找不到爱的人了
感受	绝望、焦虑、自我怀疑、痛苦、悲伤
想法	这是彻头彻尾的失败，什么都没了，我失去了生活的意义
错误思维	灾难化思维、非黑即白思维
反驳	我爱的人离开了我，但这不是一场灾难。我可以重新开始，寻找更适合、更爱我的恋人，没必要为了一个人就觉得世界失去了色彩
积极行动	着手解决问题：吃饭、逛街、约朋友旅游、散心，让自己忙碌起来忘记不开心的事

我们可以通过考虑最坏和最好之间的情况来平衡我们的消极思维，重新关注更有可能出现的结果，并将消极思维转变为更能反映现实的想法。

思考最好、最坏和最可能的结果，来练习找到切实可行的解决方案，可以帮助处理压力情境下的感受和行为，弱化恐惧对抑郁症的刺激作用。

1.最坏的情况是什么？
2.最好的情况是什么？
3.最可能的结果是什么？（提示：通常在最好和最坏的情况之间。）
4.如果最坏的情况发生了，你需要哪些方案来处理？
5.想办法解决更多处理的方案途径。
6.当想到其他方案后，这是否会改变你原来的最坏想法和感受？

抑郁症居家疗法

思维监控表可以有效帮我们反思和理清认知，并做出反驳和行动。

思维监控表	
情况	
感受	
想法	
信念	
错误思维	
反驳	
中性的看法是怎样的？	
积极行动	

战胜挫折感，解决拖延

挫折感是生活中每个人都会遇到的情况，当你的需求得不到满足，或做某些事情时出现了阻碍、失败，无法达成既定目标，就会感觉到严重的挫败感。

人们面对问题或不容易解决的事情时就会感到沮丧，甚至无助、愤怒。有些人的挫折忍耐力低，稍感不顺，情绪就明显受挫，还常常一蹶不振，陷入过度的沮丧中；有些人的挫折忍耐力较强，能更好地应对生活中的挫折，情绪恢复也快。

挫折忍耐力低还会导致拖延和自我挫败。一旦发现自己难以忍受的事情，就会拖延，甚至索性不做。这也是抑郁症患者经常采取的无意识拖延行为。自陷挫败，导致焦虑。而过于焦虑或抑郁又会导致拖延症，而且拖延的时间越长，就越会感到焦虑和内疚。拖延是一种逃避，虽然能在短时间内缓解痛苦和挫败感，但长期会导致痛苦和挫败加剧。于是陷入了一个恶性循环：常常自我挫折—焦虑、抑郁—拖延—更多的焦虑、抑郁—更

第二章 认知行为疗法策略

多的挫折感、内疚。

所以，当你感到抑郁时，对生活失去了兴趣、什么都不想做时，不妨先尝试着解决自己的拖延症。

○ 快乐预测表

每天记录下能给自己带来快乐和愉悦的活动，可以告别挫折感。

快乐程度预测表			
想法：			
活动 记录下各种可能带来愉悦、促进学习或个人成长的活动	**同伴** 如果是自己独立完成，就填写"自己"	**预测满意度** （0~100分） 在活动开始之前记录	**实际满意度** （0~100分） 在活动完成之后记录
*该模型由戴维·伯恩斯于2003年提出			

○ 任务拆解法

对于严重的抑郁症患者，每天起床洗漱出门都是一件困难的事，那么可以把起床洗漱的任务拆解进行。

抑郁症居家疗法

1.睁开眼睛。
2.把左腿、左胳膊伸到床的边缘。
3.把右腿、右胳膊也翻过去。
4.用腿和胳膊支撑住床沿坐起来。
5.在床边站起来,穿衣服。
6.走进卫生间。
7.开始洗脸、刷牙。
8.对着镜子微笑,告诉自己:你可以的。
9.带好东西出门。

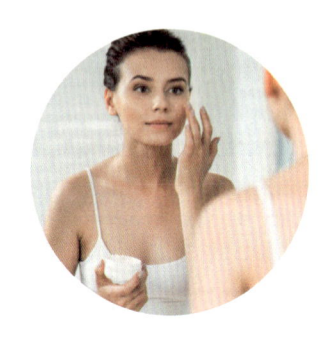

○ 问题解决法

对于今天必须完成的事情,列一个解决清单,将自己拖延的想法、借口一项项排除。

问题解决清单	
问题	解决方案
1.我的孩子现在需要我的帮助	孩子们可以等我10分钟,毕竟我不是孩子们的奴隶
2.我必须躺下休息一会儿,这样我才不会筋疲力尽	如果我继续拖延,我会感到情绪低落。一旦我开始整理或做事,可能会感到精力充沛

○ 反拖延法

类似于任务拆解法,将复杂的、觉得压力巨大的任务分解为简单的步骤,并逐步完成。一步一步完成后,会发现一些难以完成的艰难任务和消极想法不攻自破。

<table>
<tr><th colspan="5">反拖延表</th></tr>
<tr><th>任务
将复杂的任务分解为一系列可以在几分钟之内完成的小步骤</th><th>预期
困难程度
(0~100分)</th><th>预期
满意度
(0~100分)</th><th>实际
困难程度
(0~100分)</th><th>实际
满意度
(0~100分)</th></tr>
<tr><td>1.</td><td></td><td></td><td></td><td></td></tr>
<tr><td>2.</td><td></td><td></td><td></td><td></td></tr>
<tr><td>3.</td><td></td><td></td><td></td><td></td></tr>
<tr><td>4.</td><td></td><td></td><td></td><td></td></tr>
<tr><td>5.</td><td></td><td></td><td></td><td></td></tr>
<tr><td>6.</td><td></td><td></td><td></td><td></td></tr>
<tr><td>7.</td><td></td><td></td><td></td><td></td></tr>
</table>

这些解决拖延的小技巧可以帮助我们打破拖延的循环,提高做事的效率和创造力,战胜挫折感,收获自我价值。

应对焦虑,摆脱抑郁

抑郁症患者很多都伴随着严重的焦虑、忧虑和恐惧萦绕在心中挥之不去,还常伴随着心跳加快、呼吸急促、肌肉紧张、胸闷和出汗等躯体症状。严重的焦虑干扰了我们的生活和行为能力,是焦虑障碍心理疾病。如何进行身体和心理的放松呢?

抑郁症居家疗法

○ 呼吸练习

（1）腹式呼吸。

有意识地将呼吸向下导至肺部深处。将双手放在肚脐正上方的胸腔底部位置，让双手的中指指尖刚好相碰。当你将呼吸缓慢导入下肺时，会感到指尖由于腹部的胀大而稍稍分开；当呼气时，指尖则会再次碰到。

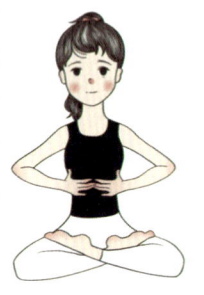

（2）慢节奏呼吸。

对缓解惊恐发作时的换气过度非常有效。用腹式呼吸的方法深吸一口气，屏住呼吸，心里默数到10，接着慢慢呼气，同时心里默念"放松"。然后吸气数到3，再呼气数到3，每次呼气时都默念"放松"。这一过程将使呼吸减缓到每分钟10次。

按以上步骤重复10次。再做一次腹式呼吸，数到10，然后转回慢节奏呼吸。继续重复这个过程5到10分钟，或者直到焦虑减轻为止。

（3）4-7-8呼吸法。

这种呼吸方法源于古老的瑜伽练习——调息法，可以使用呼吸技巧获得平静和调节情绪。

首先，用鼻子深吸一口气，再用嘴巴吐气，同时发出"呼"的声音。然后用鼻子吸气，心中默数到4后屏住呼吸，心中默数到7。最后用嘴呼气，心中默数到8。

多次重复：用鼻子吸气，默数1~4，屏住呼吸，默数1~7，用嘴呼气，默数1~8。

如果发现憋气数到7很难，可以加快默数的速度，尽量将呼吸的节奏保持在4：7：8。多试几次，就能掌握窍门和适合自己的节奏。任何时间、任何地点都可以进行该呼吸法练习，时间也比较随意，尽量保持几分钟。

当感到抑郁、压力或焦虑的时候，这些呼吸练习都有助于让自己平静下来，帮助调节情绪。

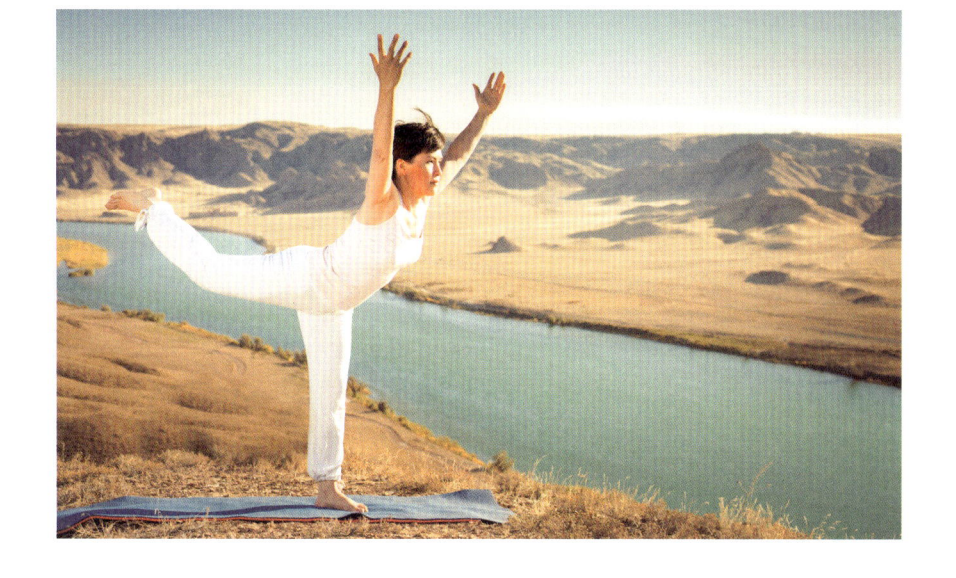

○ 视觉镇静法

视觉镇静法有助于降低生理唤醒，并加深放松程度，缓解焦虑。

用想象沉浸在能让我们感到平静安宁的画面中，比如美丽的自然风景或温馨的画面，给这些意象增添声音、色彩、形状、纹理、气味、温度和身体感觉等感官信息，比如：漫步在海边的时候，我听到了海浪拍打沙滩的声音，闻到了海水咸咸的味道。当然，也可以身临其境地感受这些，起到的作用更大。

○ 提示词控制式放松

当我们的身体处于深度放松状态时，可以让某些提示词形成与这种状态的心理关联。例如，"吸气"意味着吸一口气，"放松"意味呼一口气。通过在深度放松状态下每次使用提示词来控制吸气和呼气，心理自然就与生理状态联系起来，随后便能更快地利用这些提示词进入深度放松状态。当我们的时间有限时，这种方法很有优势。

○ 冥想放松

冥想是一种不去刻意创造放松状态的心理过程，比如把注意力集中在一个特定的物体上，同时被动地释放在这一过程中产生的思想。注意力聚焦的对象可以是身体的一部分、呼吸、词语或声音，也可以是外部环境的声音、实物等。可以参考正念冥想的过程。

抑郁症居家疗法

○ 扫描身体

可以帮助放松，与身体重新联结的短暂冥想。

首先，做几次深呼吸。注意气流是如何随着呼吸进出鼻孔的。

注意站着、坐着或躺着的感觉，注意身体与椅子或垫子接触的部位。注意双脚的感觉，是热还是冷，是紧张还是放松？

把注意力转移到腿上，注意双腿的感觉。当双腿放松时，你感到了重量还是压力？把注意力从腿部转移到臀部和背部。感觉如何？你注意到了什么？

现在把注意力转移到腹部和胃部。这两个部位有什么感觉？你的肚子是饱的还是空的？你的腹部会随着呼吸起伏吗？

随着呼吸，注意你的双臂和双手。如果你的手很紧张，请让它放松下来。

接下来，注意随着呼吸起伏的胸部。有紧绷感或其他感觉吗？你能随着呼吸让紧绷感慢慢消失吗？现在把注意力转移到肩膀，你注意到了什么？

现在把注意力转移到脖子上。你能让任何紧张感或紧绷感通过呼吸离开你的身体吗？注意你的下巴，有紧张感或紧绷感吗？当你将注意力转移到头部，然后再回到呼吸时，你能放松下来吗？

安静地休息，注意你全身的感觉。继续

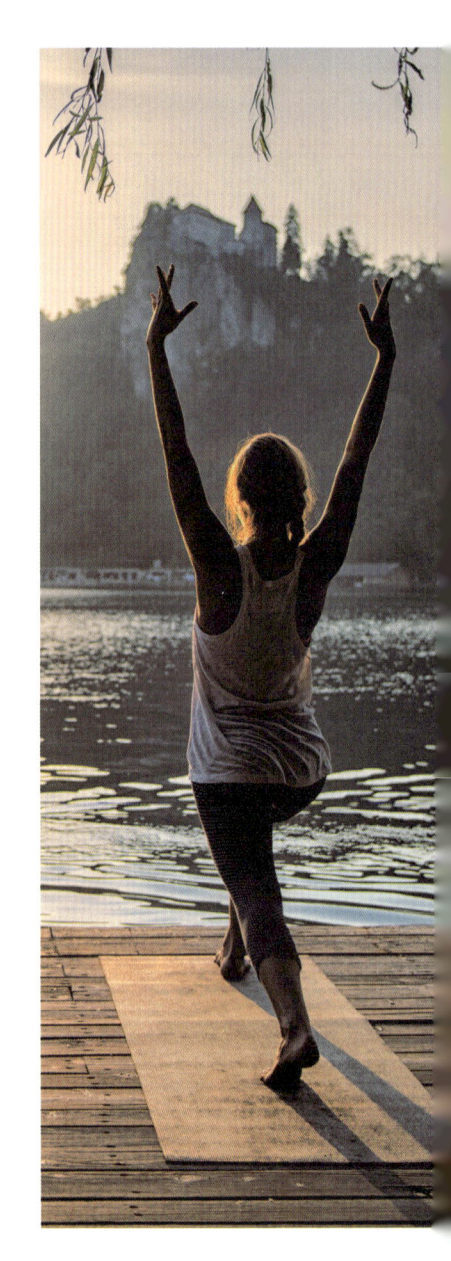

呼吸，注意你的呼吸。安静地休息，休息多久都行。

重复进行几次身体扫描练习，就不再需要引导语了。如果发现身体的某些部位特别紧张，那么就可以花更多的时间仔细检查那个部位。

其他常用方法

○ 对抗思维

用一种想法来对抗另一种想法，比如当面临一次或几次考试失利的时候，不再一味责备自己，而是尝试告诉自己"我已经很努力了，我平时成绩还不错""上次考试没考好，事情已经发生了，再纠结也没用，下次考试一定要尽力而为""这次的考试对我来说是查缺补漏，发现不足，再做针对性练习"，等等。

○ 语言盘诘技术

主要盘诘的问题：

（1）证据是什么？支持这个想法的证据是什么？反对它的证据是什么？

（2）还有其他的解释吗？

（3）出现最坏的结果是什么？概率是多少？我能承受吗？最好的结果是什么样的？最合理的结果是什么样的？

（4）如果某个朋友遇到了同样的情况，有同样的想法，我会对他说什么？

比如：

问：考试考差了，意味着什么？

答：意味着老师和家长都会不喜欢我。

问：有没有证据证明，只有成绩好，老师和家长才会喜欢你？

答：好像也没有呢，但我就是担心。

问：如果这件事真的发生了，就是没考好，你能想到的最坏结果是什么？

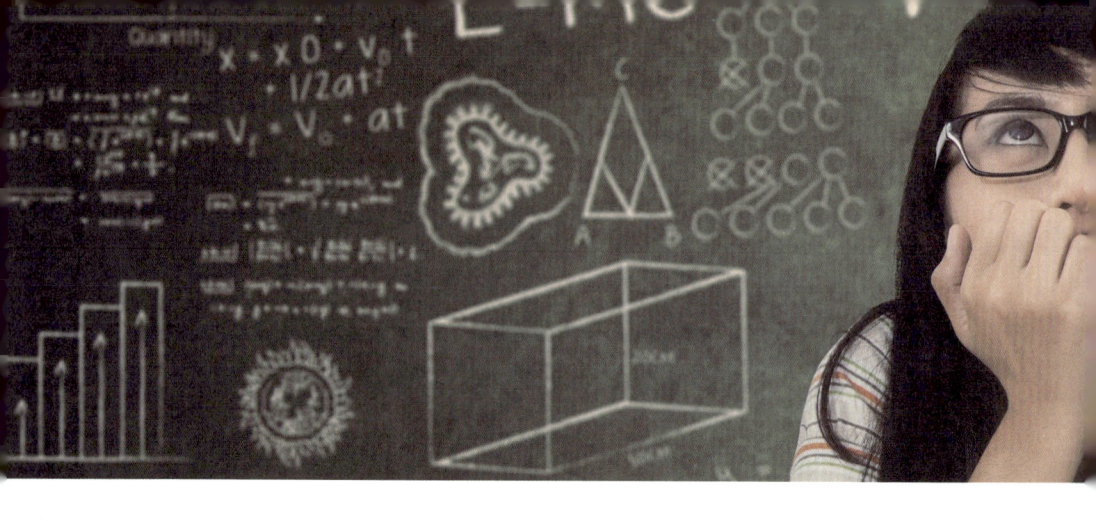

答：让他们失望，在班里有点丢人。但好像评价一个人也不能全看成绩。

问：还看其他什么呢？

答：比如有没有努力，有没有与人友好交往，有没有认真完成作业，学习态度认不认真啊……我认真学习了，努力备考了，跟同学间的关系也不错，老师并没有对我另眼相看，父母也并未苛责我……（开始出现正向的看法）

○ 行为实验

设计实验来验证自己的想法。比如担心自己因考试失败而失去他人的喜欢和关注，可以假定这个结果，从以前的经验中找证据来验证自己的想法。以往考试没考好的时候，真的遇到类似情况了吗？

○ 暴露治疗

通过暴露患者于他们恐惧的情境中，帮助他们逐渐建立对这些情境的适应性。例如，对于患有社交恐惧症的抑郁症患者，暴露治疗包括在公共场合演讲或与陌生人交谈。通过逐渐暴露于这些情境中，可以逐步减少对它们的恐惧和不安。

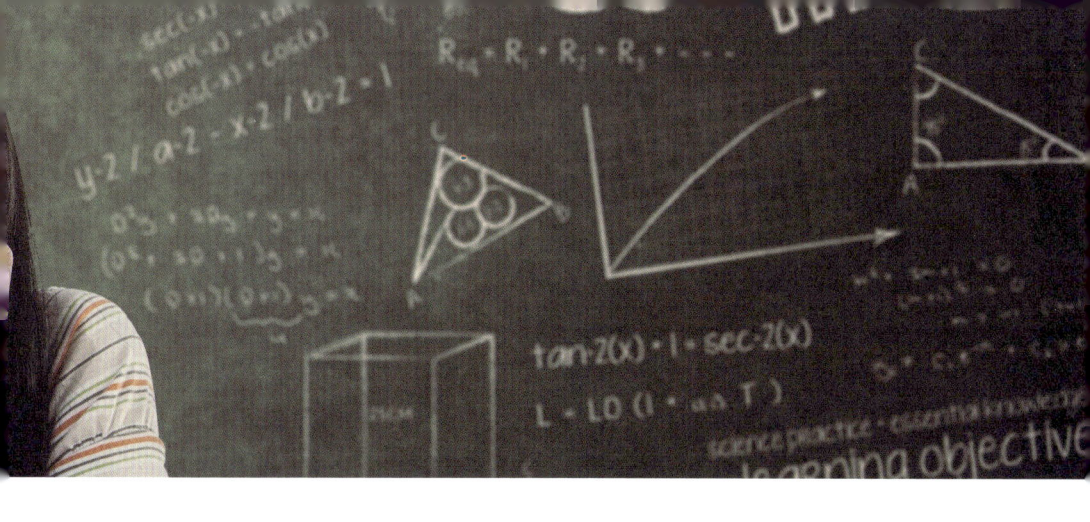

○ 认知重构技术

通过帮助个体识别并更正其负面、偏差或不合理的思维模式，以改善情绪、行为和人际关系问题。核心理念是"思想决定情绪和行为"，即我们的思维方式可以影响我们的情绪和行为。因此，通过改变思维方式，就可以改变我们的情绪和行为。

（1）当出现一种负面情绪时，注意引发这种情绪的情境。比如临近中高考，觉得压力大时，紧张的学习就是引发这种情绪的情境。

（2）记录与情绪有关的自动思维。当有紧张情绪时，出现的消极思维是不是：没有好的成绩，老师和家长都会不喜欢我？

（3）记录对想法的相信程度。自己真的相信没有好成绩，老师和家长都会不喜欢自己吗？还是相信评价一个人不能完全看成绩？

（4）为这些消极思维考虑一个有益或有利的反应。比如，我可能只是一次考不好，但如果我努力了，也认真完成作业，老师和家长也会喜欢我。经过这样的认知重构，人们可以渐渐走出认知的误区。

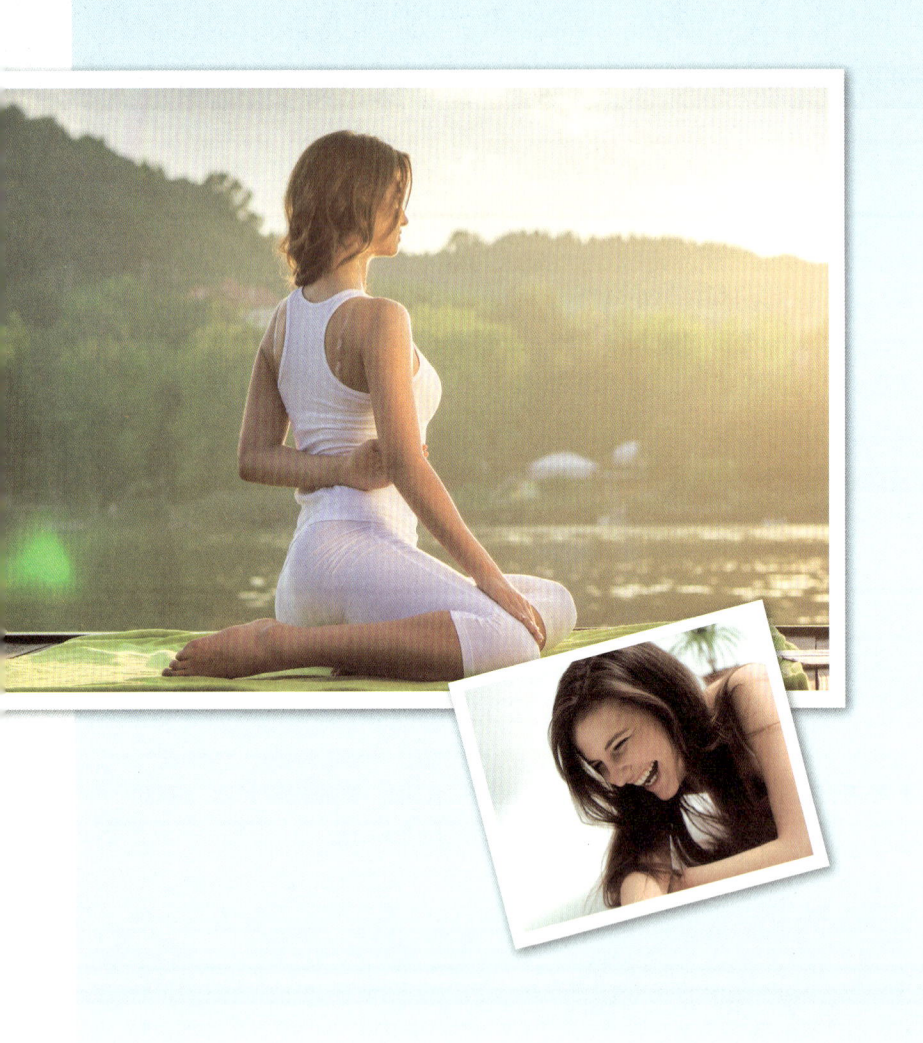

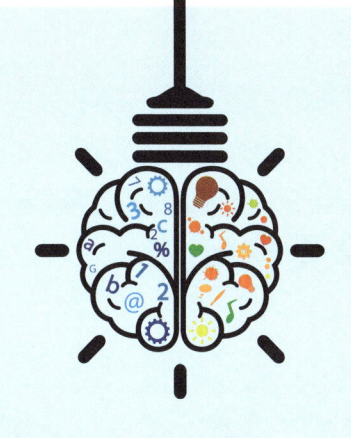

第三章
正念疗法策略

对很多人来说，抑郁症是一场持久战，复发概率高。正念疗法可以帮助那些有抑郁症复发史的人预防复发，并减少抑郁症状。学会专注于当下的想法、情绪和感受，接纳它们而不去评判，有空的时候练练正念式瑜伽，可有效缓解抑郁。

抑郁症居家疗法

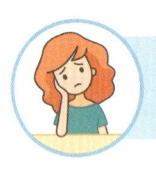

什么是正念疗法

正念疗法是对以正念为核心的各种心理疗法的统称，以开放和好奇的态度，将自己的全部注意力集中在当下的体验上，包括感知当下的呼吸、想法、情绪或身体感觉。通过日常的冥想和正念，想法逐渐被视为心灵的产物，而非现实或真相。

"正念"最初来自佛教的四念处，是佛教的一种修行方式，强调有意识、不带评判地觉察当下，是佛教禅修主要的方法之一。西方的心理学家和医学家将正念的概念和方法从佛教中提炼出来，发展出了多种以正念为基础的心理疗法。较为成熟的正念疗法包括正念减压疗法、正念认知疗法、辩证行为疗法、接纳与承诺疗法。

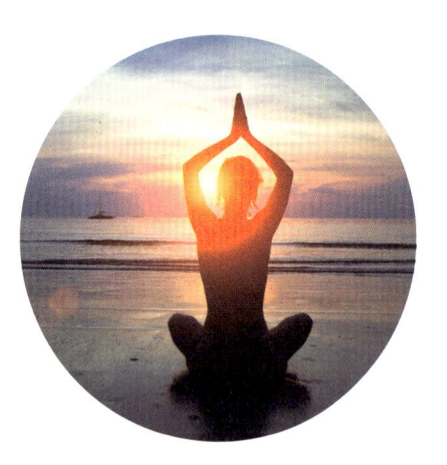

这种心理疗法后来被广泛应用于治疗和缓解焦虑、抑郁、强迫、冲动等各种情绪心理问题，对人格障碍、饮食障碍、人际沟通、冲动控制、慢性疼痛、肠易激综合征等也有不错的治疗效果。

正念疗法的七个态度包括：接纳、初心、放下、不争、信任、耐心和非评价。

正念并不是一种情绪状态，而是一种觉知状态，无论发生什么，不要进行主观评判，而是完全置身其中。

正念意味着随时随地都对事物的状态保持关注，并且关注的是事物本身的状态，而不是我们希望它应该具有的状态。

正念疗法的作用

通过正念疗法，可以放松自己、减轻压力、改善情绪调控水平、提升个体认知和专注力等。

通过正念练习，可以发展出非判断式的更加客观的分析能力，将会使我们用一种崭新的眼光看待生活中的人事物，体会到一种更深层次的快乐和满足。

抑郁症通常是一种慢性病，采用药物和心理治疗后往往还是会复发。正念疗法可促进抑郁症的康复，有助于通过思维模式的改变来防止复发，降低抑郁症的复发率。

正念疗法可以帮助中断干扰人们生活的、消极的"行为或思维模式"，有助于学会与无益的思维模式建立起更健康的关系，以更加开阔和富有同情心的方式来应对思维反刍和担忧焦虑。

正念疗法可以帮助人们学会"去中心化"，逐渐觉察自己的想法，不会深陷于抑郁症传递的消极信息。

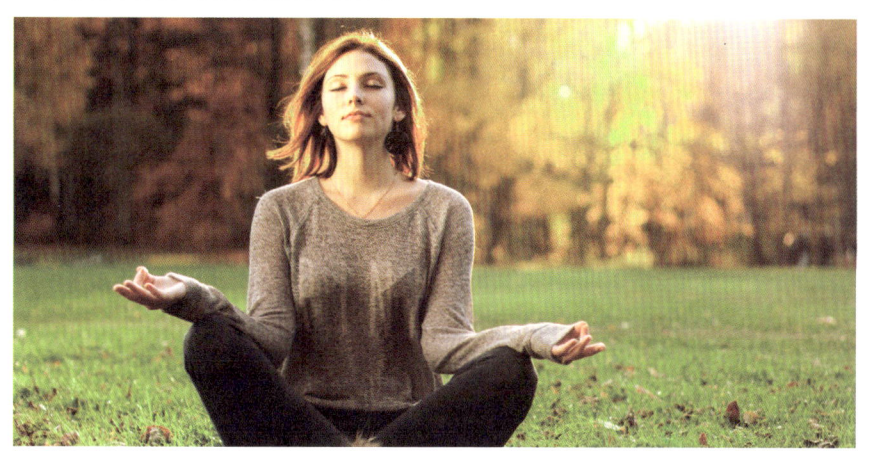

抑郁症居家疗法

正念的居家疗法

练习正念冥想

正念冥想包括专注冥想和内观冥想两大部分。

○ 专注冥想

专注特定的物体或感觉是正念疗法的重要基础技能，要求我们专注于单一的物体，同时摆脱思想、感受或其他干扰。呼吸是专注冥想的重要方式，可以训练注意力，有助于稳定思绪、减少杂念，在日常生活中更好地发现和摆脱不良情绪。

○ 内观冥想

了解导致痛苦的心理过程。在正念练习中，后退一步，观察自己头脑中意识的流动，比如每一个想法、情绪、警惕状态、身体紧张、冲动，学会区分不同类型的体验，并观察它们是如何相互影响的。通过观察内心世界对各种刺激的反应能力，可以增强我们对自己健康与不健康思维习惯的理解，更容易从这些消极想法传递的信息中脱身。

情绪正念

正念疗法让我们在不进行评判和抵抗的前提下观察到愉快和不愉快的情绪。试图消除或抑制不愉快的情绪会把它们变成"敌人"，来打败我们的思绪；如果观察并接纳这些消极情绪，可能反而让身体产生积极的情绪，提高对不愉快情绪的耐受力，让我们不会因为这种情绪而过于痛苦。

第三章 正念疗法策略

以好奇和开放的心态来观察和接纳自己的情绪，不要试图改变任何事情，只需要了解当下发生的事情即可，这样可以很好地缓解各种焦虑。

情绪正念练习

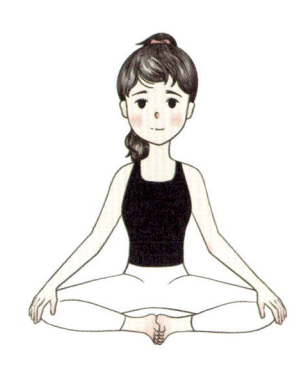

端坐在椅子上，闭上眼睛并保持片刻，然后问自己："我现在是什么状态？"留意自己意识中存在的一切，可能包括：

- 身体感觉：与椅子的接触点，衣服的触感，体内的紧张、不适等。
- 心绪：总体感受——是积极、消极还是中立的？
- 情绪：是兴奋、难过、愤怒、沮丧、焦虑、内疚还是不安？
- 潜意识中的问题：藏在思维深处的担忧，往往不会被表层意识觉察到，但它会制造不安和紧张感。
- 转瞬即逝的想法：突然出现在脑海中后又消失了的想法，通常会被其他想法取代。

想法正念

有的人整天胡思乱想，以致焦虑得吃不下饭、睡不好觉。我们通过对各种想法的观察和梳理，可以获得以下认知：这些想法只是想法，并不是真理、现实、自我；除了我们赋予它们的意义，这些想法只是存在于我们的头脑中，并未变成更多的现实价值。

想法正念就是获得"想法只是想法"的认知，不再自动认为自己的想法都是正确的，而是把它们看作思维的产物，达到解除压力的目的。不必将想法当真，也不必冥思苦想解决方法，不再深陷其中。与自己的想法保持距离，有些缠人、恼人的想法可能就会慢慢自动消退。

抑郁症居家疗法

身体感觉正念

如果长时间工作或压力过大时，可能会感到脖子和肩膀处发紧和酸痛。除了这些身体感觉，我们还会感知到想法、情绪和行为，最后从整体上来影响我们的思绪，导致压力倍增、心情烦躁、睡眠不好等。

身体感觉正念可用于缓解疼痛和其他不适的身体感觉，甚至还可以帮助消除症状。对不适的身体感觉进行正念练习，承认它，不要过度抵抗和挣扎，或许可以显著减轻甚至消除这些症状。

如果把注意力过度集中在身体疼痛等这些感觉上，可能会把身体生理唤醒，使躯体症状陷入恶性循环中，进而产生沮丧、泄气、抗拒或绝望的情绪等心理反应。

如果改变对疼痛的反应，体验也会变得不一样。接纳而不是试图摆脱不愉快的体验，但对疼痛或其他不适的感觉采取真正的正念态度，可能反而会让这些感觉消失或变得没那么重要。

呼吸专注正念

正念冥想最基本的形式就是专注呼吸，把注意力放在呼吸的过程上。听起来简单，实施起来却并不轻松，因为人们全神贯注地把注意力集中在特定的物体上并不容易，总是会出现各种杂念、思想。

练习中会经常出现走神的情况，也可能会出现不耐烦、厌烦或沮丧等各种情绪感受，或是肌肉紧张、腰酸背痛等各种身体不适感觉。发生这些情况时，不要拒绝，承认即可，然后让注意力回到呼吸上，不要做出任何评判。

当你开始练习时，可以试着控制自己的思维：

- 保持专注：专注呼吸或某个固定对象。
- 拉回注意力：走神时将注意力转回关注点。

正念呼吸简单练习

- 坐在椅子上,闭上眼睛,把注意力放在呼吸的感觉上。
- 感受到空气进入鼻腔时是微凉的,离开鼻腔时是微暖的。保持自然的呼吸,感受呼吸时空气的凉暖交替。
- 伴随着每次呼吸,把注意力转移到胸部的运动起伏上。
- 继续自然地呼吸,将注意力集中在以上两种感觉上——进出鼻子的空气;伴随每次呼吸扩张和收缩的胸部运动。
- 如果脑子里出现其他想法,认可它的存在,然后再把注意力转到呼吸上。

正念式呼吸——躺姿

- 仰面躺下,将一只手放在腹部肚脐的位置。
- 感受气息在身体内流动的情况,把注意力放到腹壁,并随着吸气和呼气而上下起伏。
- 然后放开手,把意念放在腹部的感受上,不需要控制呼吸的幅度,自然呼吸即可,尽量去体会生理感官上的变化。

正念式呼吸——坐姿

- 坐在有直背的椅子上,注意不要让脊柱靠着椅背。也可以坐在垫子上,坐在垫子上时可以让双膝着地,感觉舒服和稳定即可。

抑郁症居家疗法

- 脊背挺拔舒适，可以闭上眼睛或者盯着地板某处感觉身体的状态。
- 将注意力集中在身体的生理感觉上，如果感受不到，继续去探索这些感觉。
- 把注意力转到腹部的变化上，观察腹部的起伏。每一次吸气时，感受到腹部肌肉的伸展，每一次呼气时感受到腹部肌肉的收缩。继续把注意力停留在腹部，除了体会吸气和呼气的腹部变化，试着感受一次吸气和呼气之间的短暂停顿和变化。
- 保持自然呼吸的节律，感受生活的顺其自然，与生活达到自我谅解。
- 当思维从腹部呼吸的感觉中游离时，简单地整理一下刚才的所思所想（想法、计划、担心、焦虑等）。
- 把注意力拉回到腹部的起伏感觉上来。
- 不论思维游离得多么频繁，只需要每一次都留意思维偏离的方向，并把注意力重新拉回到吸气和呼气的生理感觉上来。
- 把思维的游离看成是培养耐心和宽容的机会，尽量宽容地对待它们。不断提醒自己要把注意力放在对经验的觉察上，无法感觉到腹部和呼吸运动时，通过对呼吸的觉察让思维重新回到当前的状态上来。

正念式行走

- 日常户外散步，或者在室内来回走动时，双臂自然松弛地放在身体两侧，或者双手交叉放于胸前或身后，两眼直视前方。

第三章 正念疗法策略

- 把全部注意力都放到双脚上面,感受脚掌与地面接触的直观感觉,以及全身的重量传递到地面的感觉。
- 抬起左脚后跟,注意小腿肚肌肉感觉的变化。继续抬起整只左脚,把全身的重量转移到右腿上。把注意力放在左腿和左脚向前迈进的感觉上,以及左脚后跟着地的感觉上。脚步不必迈得太大,自然迈步即可。
- 用同样的方法,感受右腿、右脚的感觉。
- 注意感受脚掌和脚后跟与地面接触时的感觉,还有两腿肌肉拉动的感觉,还可以关注行走过程中呼吸的变化、整个身体的感觉、每走一步脚和腿的感觉变化、转身时身体的复杂变化。
- 当思维从行走的觉察中游离时,把注意力重新拉回到身体以及行走的觉察上来。
- 如果思绪非常焦躁,可以静止站立一会儿,双脚并列与肩同宽,进行正念式呼吸。直到思维和身体都平静了,继续进行正念式行走。
- 刚开始练习时,可以走得慢一些,可以更好地去觉察行走时的感觉。熟练后可以加快步伐,但也不要太快,以免影响思绪的觉察。
- 正念式行走,不需要盯着自己的脚,只需用感觉去体会它们的存在。
- 这种正念式觉察同样适用于慢跑运动。

当情绪糟糕的时候,正念式行走的生理感觉比正念式坐姿、躺姿、冥想都更有帮助,被称为"运动的冥想",可以让人毫无目的地留心觉察每一步的行走,只需关注眼前的这一步。

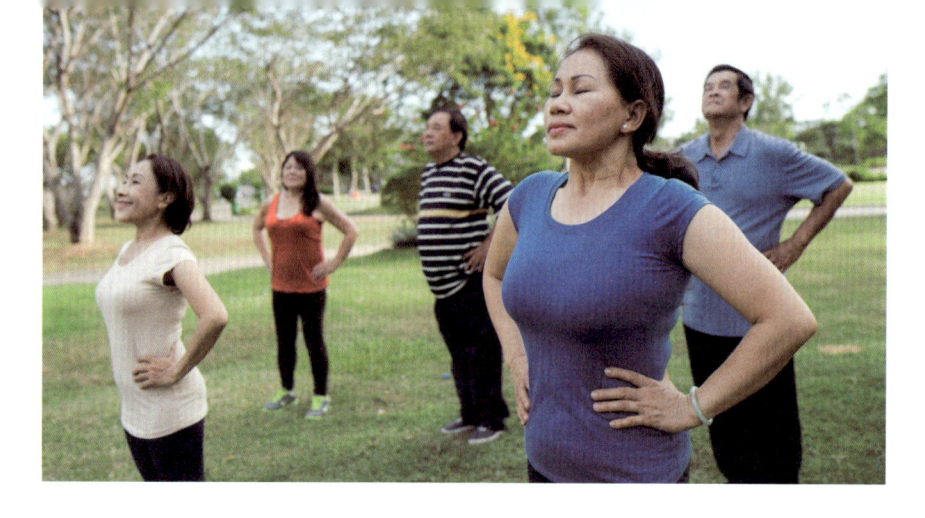

日常活动中的正念

正念的练习方式不仅仅是坐式冥想,还可以在任何日常生活的情景下进行,比如散步、运动、等待时,以及焦虑、愤怒、内疚沮丧等情绪不佳的时候。

日常中要充分关注当下的情绪、想法、感受、声音、气味、味道或体感等方方面面,可以把日常生活保持在一个正念的状态。"我注意到我有这些想法""我注意到自己正在经历这些感受",在事件和情绪反应之间插入一个正念感知空间,可以有效减少情绪反应。

正念式瑜伽

将正念的思想融入瑜伽的体式练习中,可以通过呼吸来与心灵进行对话。正念瑜伽与其他瑜伽练习的区别在于,更注重身心觉知,而不是追求精确的身体姿势和细节。

所以练习时,可以把瑜伽体式作为培养正念的工具,而不是目的。将正念觉知带入任何身体活动中,从而把运动变成一种正念意识。

○ 练习瑜伽的注意事项

(1)注意休息。

在完成瑜伽体式的练习之后,最好躺下休息10~15分钟。休息时闭上眼睛,进行深长而均匀的呼吸,以回收运动后的身体能量。也可以在练习完毕后做一做全身按摩,尤其是关节按摩,以帮助放松。

（2）瑜伽呼吸法。

呼吸法在瑜伽练习中十分重要，连接着身体和自然之间的互通。有效的瑜伽呼吸可以促进心脏血液循环、缓解焦虑情绪、放松身体和愉悦心灵。

刚开始练习瑜伽体位法时，先不要特别注意呼吸，把注意力集中在肌肉和身体的感受上。如果太过注重呼吸，反而可能造成呼吸不自然。如果呼吸掌握不太好，刚开始练习时可以以自然的节奏呼吸。熟练之后可以注重每个练习的呼吸要点，感受呼吸的深度及速度，仔细体会吸入的气息如何将精力和体能注入体内，让呼气释放深层的紧张感。

瑜伽呼吸可以分为腹式呼吸、胸式呼吸和完全式呼吸三种。

1 腹式呼吸

这是正念瑜伽练习的基本呼吸法，也是正念疗法的基本呼吸法。主要以肺的底部进行呼吸，感觉腹部在鼓缩，胸部相对不动。这种呼吸方式可使膜状肌更为有力，让呼吸的周期变得深长、有规律。一次吸气、呼气和屏气为一个调息周期。

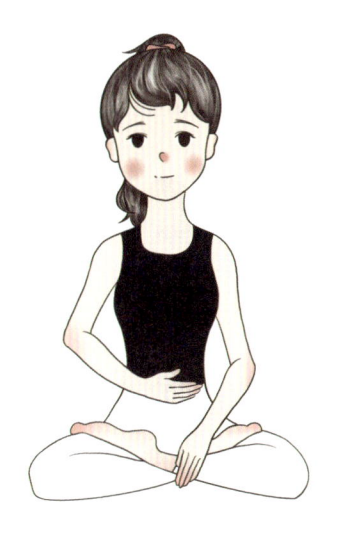

呼吸要领：

初级练习者可采取仰卧练习，把手掌放在肚脐中心，体会腹部的收缩和扩张。也可采取简易坐姿，挺直腰背，手放在腹部练习腹式呼吸。先用鼻子缓慢吸气，将空气吸入腹部，腹部逐渐变高，可感受到膈膜下降；然后用嘴慢慢地吐长气，收缩腹部肌肉，膈膜上升，将空气排出肺部。

抑郁症居家疗法

2 胸式呼吸

以肺的中上部分进行呼吸，感觉胸部、肋骨在起伏鼓缩，腹部相对不动。胸式呼吸是我们日常的呼吸方法，可以稳定情绪，平衡心态，清醒头脑，帮助废气排出体外。

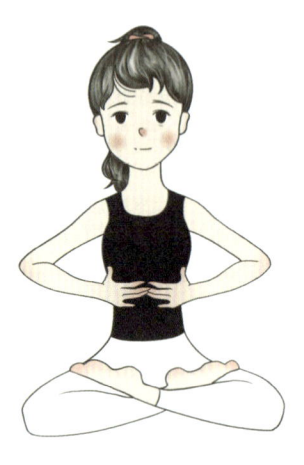

呼吸要领：

盘腿坐，脊背挺直，双手置于肋骨处。闭嘴，用鼻子自然地吸气，双手感觉肋骨向外扩张并向上提升，腹部不动；然后再深长地呼气，把肺内浊气排出体外，感受到肋骨向内收并向下沉。

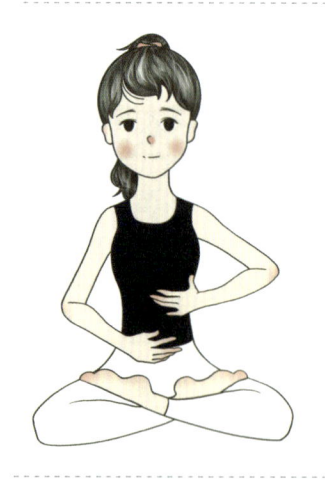

3 完全式呼吸

指肺的上、中、下三部分都参与呼吸的运动。感觉腹部、胸部乃至全身都在起伏张缩，在腹式呼吸和胸式呼吸的基础上提升的呼吸方式。完全式呼吸使呼吸空气的量扩大3倍，血液流动更快，心脏更强劲，可缓解心中压力。

呼吸要领：

可以一手放在腹部上，一手放在肋骨上。吸气，腹部鼓起，继续深吸气填满整个胸腔，提肩，感觉空气提到喉咙里；呼气，先放松肩胸部，然后放松腹部，收紧腹肌，把气吐尽，温和地收缩肺部。

（3）量力而行，感受身体。

每一个练习应该缓慢舒适，不可剧烈、匆忙。练习时，把注意力集中到身体的感觉上。对一些难度大的姿势，只要伸展到自己感觉舒适的程度即可。

在练习中，如果发生肌肉痉挛、抽筋或酸痛等情况，及时停止并加以按摩休息。如果感到体力不支或身体颤抖，或者有头晕或其他异常的情况，请立即停止练习。

（4）着装宽松、舒适。

练习瑜伽时的服装选择宽松、舒适、富有弹性的面料，这样在练习瑜伽动作时伸展能够到位。可以选择舒适、宽松、吸汗透气的日常衣服。应避免穿特别紧身的衣服或文胸，或穿戴累赘的首饰，会限制身体的伸展，导致呼吸不畅等。

瑜伽的5个基本力方向。

人在活动身体时主要包括5个方向——俯身、扭转、打开、后仰、平躺，而瑜伽很多体式都是根据这5个力的方向而发展和延伸出来的。

瑜伽的这5个基本力方向可对人体脊椎、骨骼、肌肉、内脏进行全方位的刺激和按摩，能激发生命的活力，带来精神的愉悦，摒弃焦虑和浮躁，镇定精神，增进耐力，提高专注力。

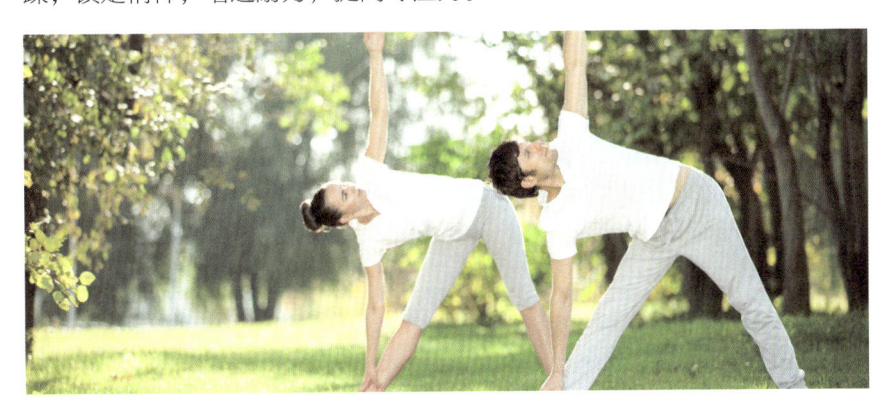

抑郁症居家疗法

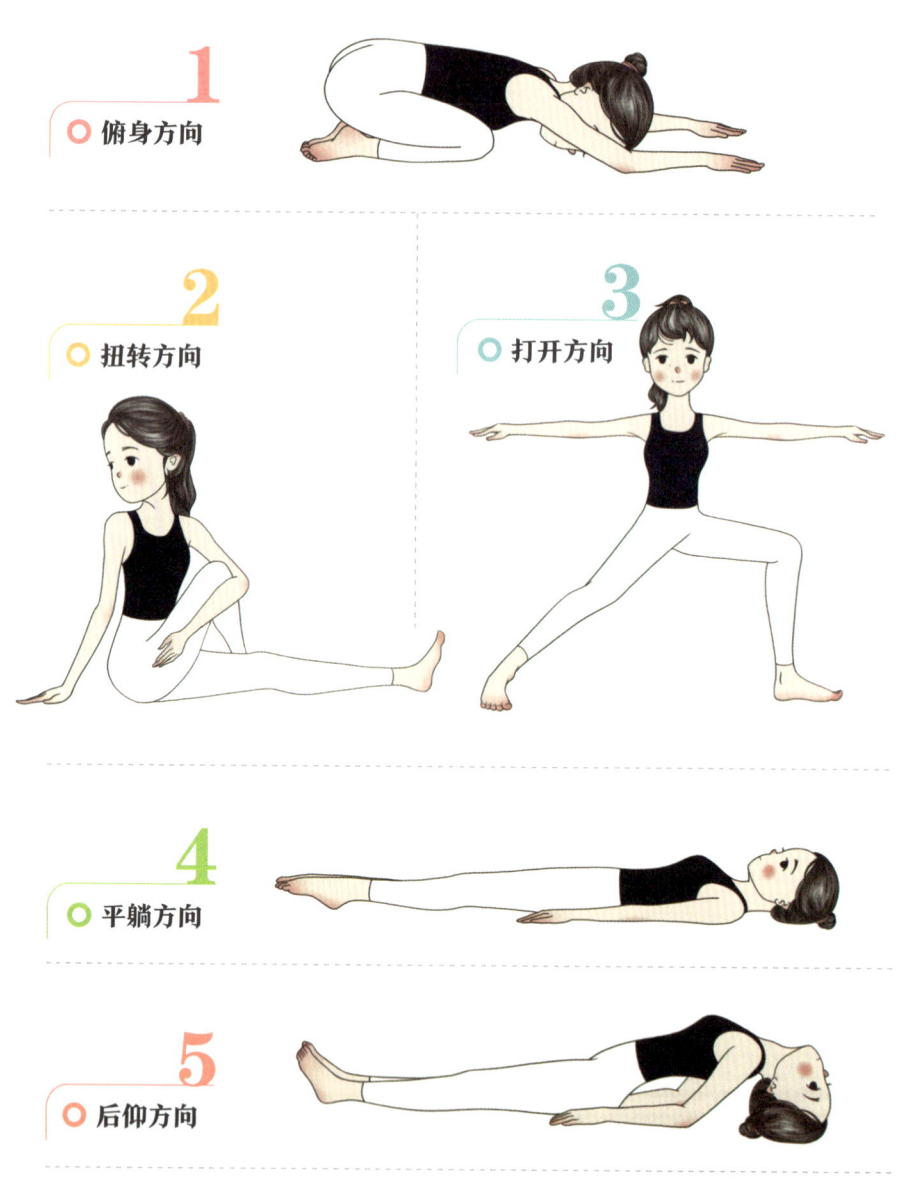

1 俯身方向

2 扭转方向

3 打开方向

4 平躺方向

5 后仰方向

早晨醒来后,可以经常练习这5个简单的瑜伽体式,能刺激身体,起到活络头脑的作用。

第三章 正念疗法策略

○ 适合抑郁症的瑜伽操

（1）晨操——清醒头脑，唤醒生命力。

以下瑜伽体式可以作为以上5个简易瑜伽体式的延伸，更有利于抑郁症患者早晨清醒头脑。

眼镜蛇体式

①趴在床或垫子上，下巴触地，屈肘，两小臂向前平行伸直，掌心向下贴放在头部两侧的地上，下巴贴地，双腿伸直并拢。缓慢地吐气。

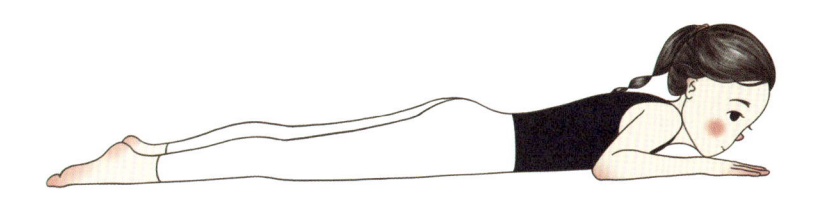

②吸气，臀部下压，双腿伸直，均贴在地面上。一边吐气，一边用两侧手臂撑起上半身，带动头颈部往后仰，不要耸肩，下颌往前伸出。保持10～30秒。

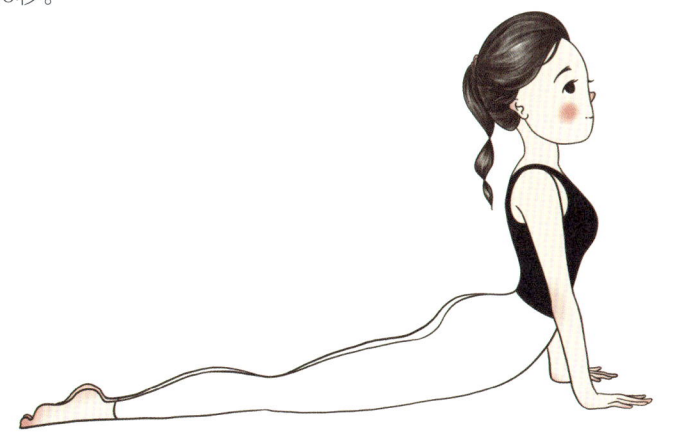

抑郁症居家疗法

拱门体式

①仰卧位,弯曲双膝,双脚后跟尽量靠近臀部,两手向后抵住床的两侧,或放在垫子上,缓慢吸气。两膝挺立,双手以反手的姿势抵住肩膀的两侧,缓慢吐气。

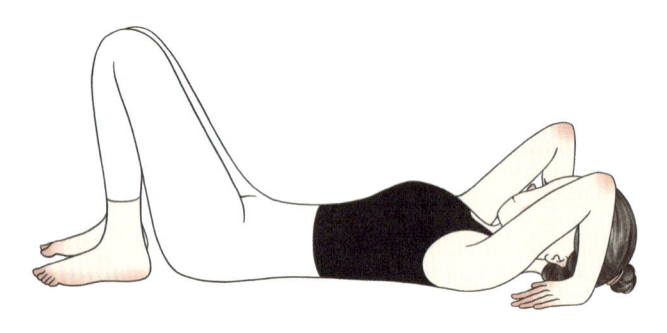

②边吸气,身体边稍微往上慢慢挺起。注意,此体式稍难,并不需要做很大幅度的练习,以自己的体力适当练习。保持5~10秒。

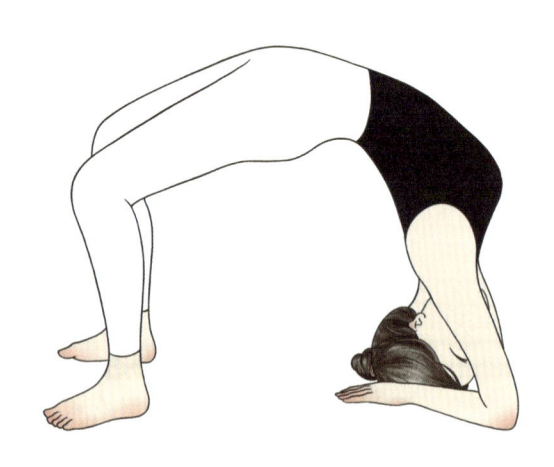

第三章　正念疗法策略

放松体式

以上两组体式练习结束后，平躺在床上或垫子上，腿脚尽量伸直，两手放松放在身体两侧，深呼吸。保持30秒。

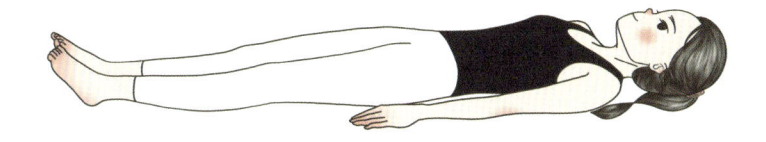

以上三组体式可反复练习3~5次。

祈祷式

自然站立，双腿伸直并拢，腰背挺直，双肩放松，双手于胸前合十，目视前方。自然呼吸，保持5~10秒。

展臂式

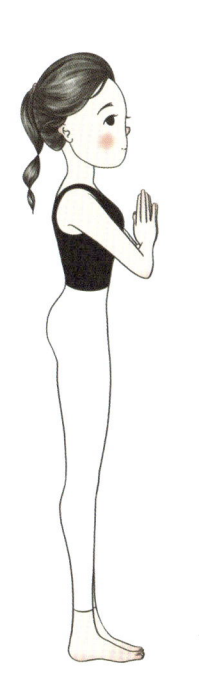

吸气，伸直双臂上举过头顶，边呼气边带动脊柱向后缓慢弯曲到极限位置，双腿依然绷直。保持5~10秒。

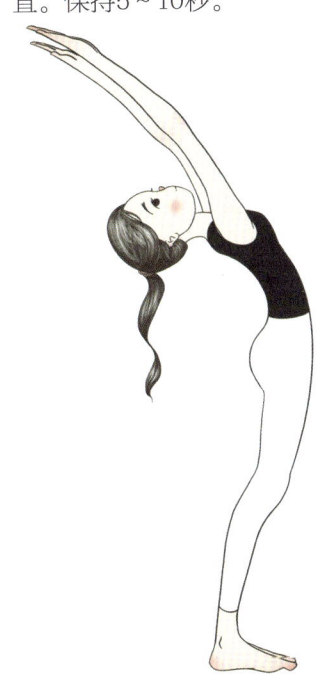

抑郁症居家疗法

前屈式
吸气，上身回正，深呼气，双手臂带动身体向前弯曲，背部挺直，双手放于双脚两侧，双掌尽量去触碰地面，脸部靠近小腿处。保持5～10秒。

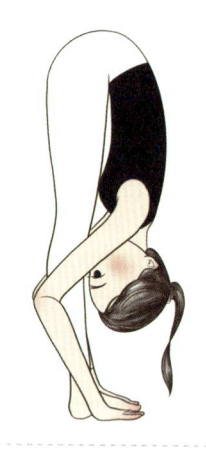

树式
①吸气，屈右膝，右手帮助右脚脚掌贴紧左大腿内侧，右脚脚后跟尽量靠近会阴处。

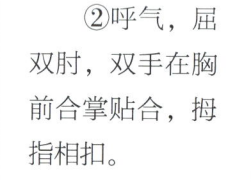

②呼气，屈双肘，双手在胸前合掌贴合，拇指相扣。

③吸气，双臂向上方伸直，高举过头顶，双手依然合掌相对，腰部挺直，目视正前方。尽量保持姿势10～20秒。

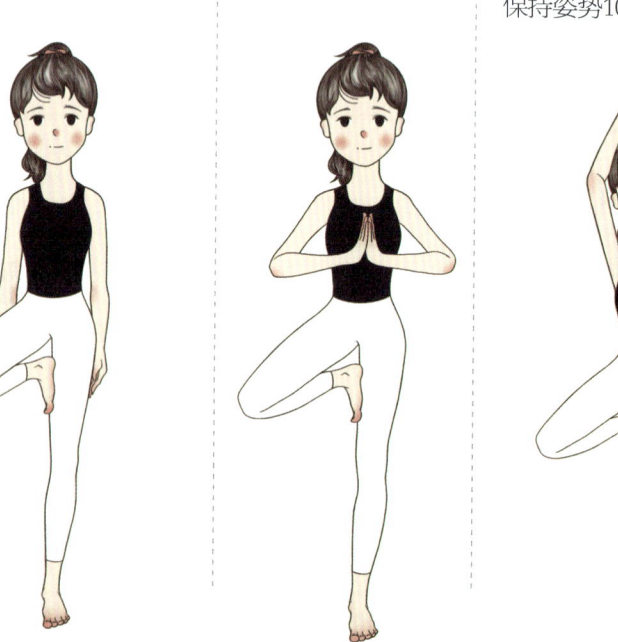

第三章　正念疗法策略

骑马式

吸气，上身抬起，然后屈膝，右脚向后踏出一大步，右膝盖以下小腿、脚背全部贴地，左小腿保持与地面垂直。呼气，脊柱向后弯曲，挺胸，双手在身体两侧尽量用指尖去触碰地面。保持5～10秒。

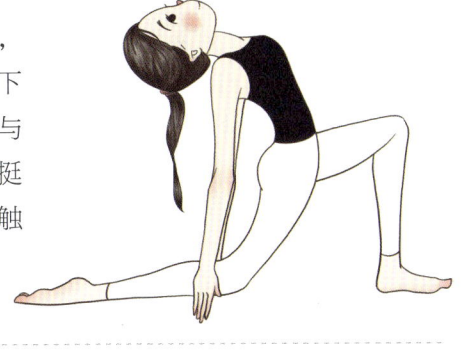

双角式——缓解颈肩背不适

①自然站立，双脚分开与肩同宽，吸气，双手在背后十指相扣，尽量向后伸直。

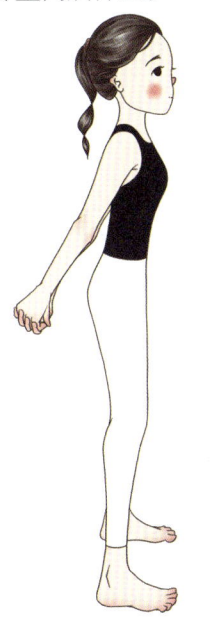

②呼气，身体慢慢向前倾，头尽量向下压，目视双脚间地面。同时双臂尽量伸直向前延伸，双手依然十指相扣。保持姿势20～30秒。

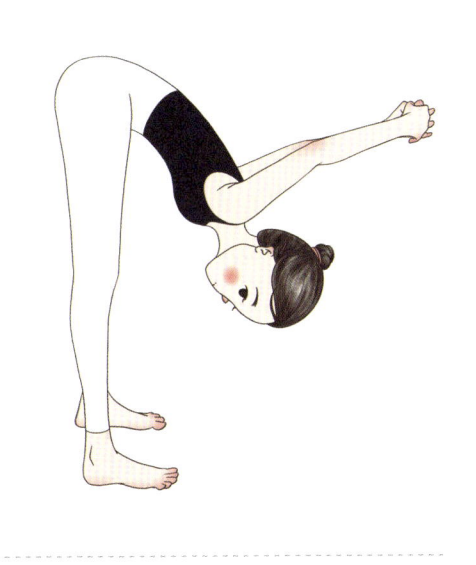

③然后吸气，抬起头，缓慢起身。

抑郁症居家疗法

战士式——扩展胸腔

①自然站立,双腿分开,右脚脚尖略朝外展,左脚脚尖向左侧转90度。自然呼吸。

②上身向下移,深蹲弓步,并向左侧平移,左小腿与地面垂直。吸气,双臂平举伸直,掌心朝下,感受双臂向两侧无限延伸。

③呼气,双臂伸直向上高举,双掌合十,拇指相扣。保持10~30秒。

④吸气,还原初始姿势,换另一侧练习。重复练习5~6组。

第三章　正念疗法策略

斜板式

左脚在前，右脚在后，曲左膝呈弓步，吸气，身体前倾，双手臂与肩同宽放于两侧，呼气，左脚向后伸直与右脚并拢，两手撑起身体，头颈、背部、臀部、腿部呈一条直线，身体呈斜板状。保持10~30秒。

蛇击式

保持自然呼吸，下巴触地，双臂贴地置于身体两侧，掌心朝下，双腿贴地伸直并拢。然后慢慢屈肘，腰部、胸部下压，臀部抬起，膝盖以下尽量贴地。保持5~10秒。

顶峰式

吸气，双脚贴地打开与肩同宽，臀部抬起，伸直膝盖，肩背向下压，尾骨转向天空的方向，尽量将额头和双脚脚后跟着地。保持5~10秒。

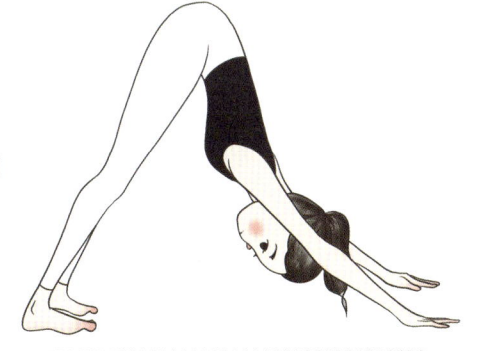

练习以上瑜伽体式，主要目的是清醒头脑、放松心情，没有必要严格地进行，千万不要勉强去做做不到的动作，尤其是难度较大的拱门体式，适合自己即可。

抑郁症居家疗法

（2）热身操——舒展筋骨，放松身体。

颈部练习——消除颈椎疲劳

①选择一个舒适的盘坐姿势，如莲花坐式，吸气，腰背挺直，肩部放松，双手自然放在两膝盖上。

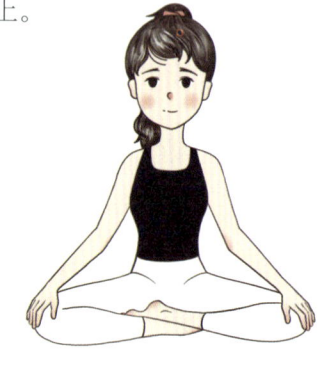

②呼气，头部向左侧尽量下压，使颈部右侧肌肉得到充分伸展。保持10~30秒。

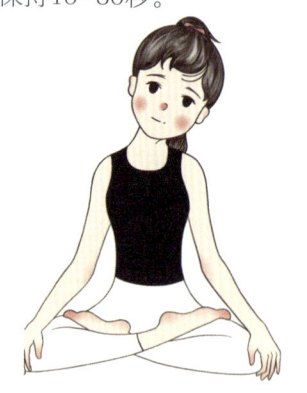

③吸气，头部回到正中位置。呼气，头尽量向下方压，感觉颈后侧肌肉的充分拉伸。保持10~30秒。

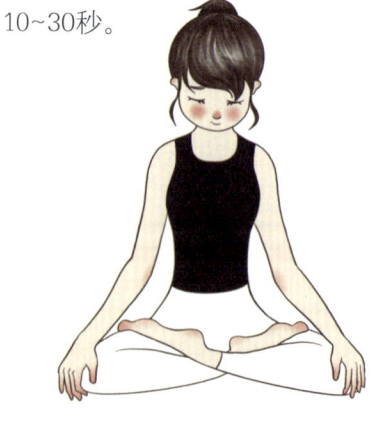

④吸气，头部回到正中位置。呼气，头向右侧压，感受颈部左侧肌肉的充分拉伸。保持10~30秒。

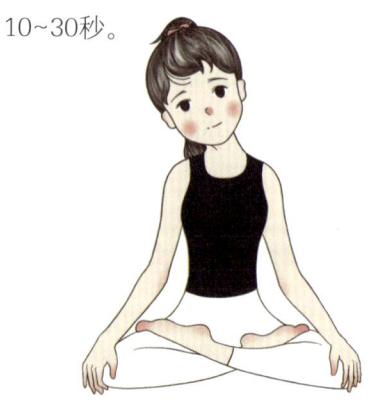

第三章 正念疗法策略

⑤吸气，头部回到正中位置，腰背挺直。呼气，头向后仰，感觉后脑勺在靠近脊椎，舒展颈部前方的肌肉。保持10~30秒。

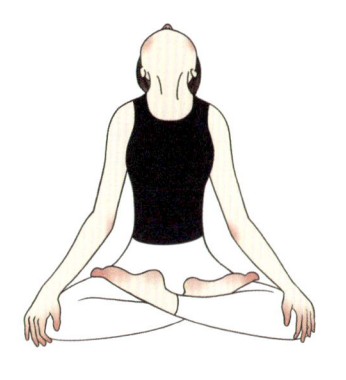

⑥吸气，头部回到正中位置。呼气，头部向左后转，眼睛看向左后方。保持10~30秒。

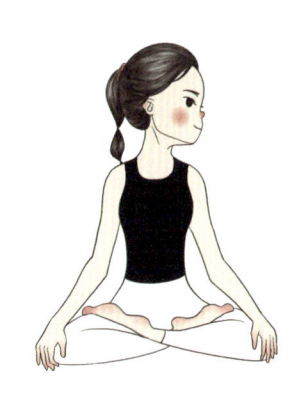

脊椎扭动式——消除脊背处紧张

①坐位，腰背挺直，双腿伸直并拢，掌心贴地，双臂自然垂于体侧，目视前方。

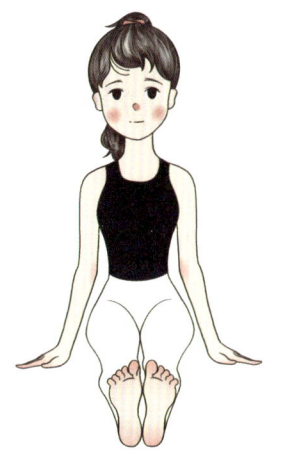

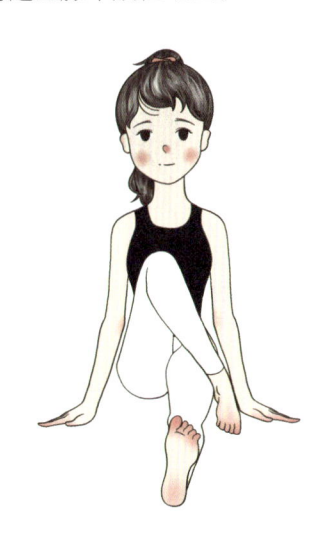

②吸气，双臂保持不动，右脚跨过左膝平放在地上。

071

抑郁症居家疗法

③呼气,左手掌打开贴放在右大腿外侧。吸气,挺直腰背。呼气,身体向右后侧扭转,右肩向后打开,头转向右后侧。保持10~30秒。

④身体回正,换另一侧练习。重复3~5组。

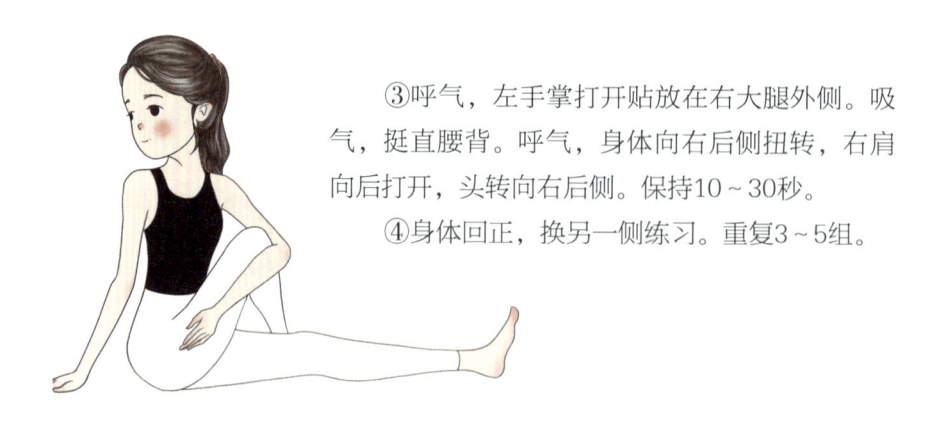

膝部练习——消除腿部紧张

①坐位,腰背挺直,双腿伸直并拢,双臂自然垂于体侧,掌心贴地,目视前方。

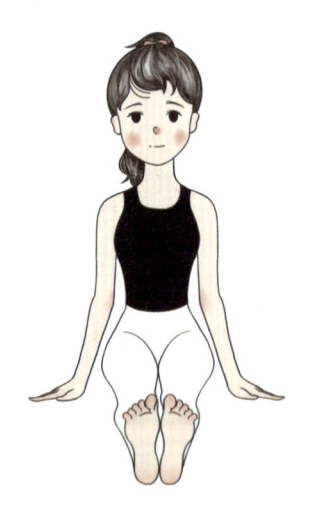

②屈左膝,双手交叉于膝窝下,将左腿抬离地面,脚面绷直,自然呼吸。

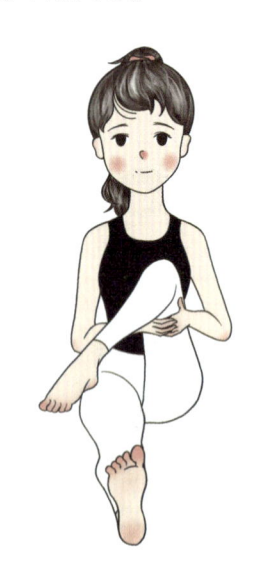

第三章 正念疗法策略

③上下弹动左小腿数次。

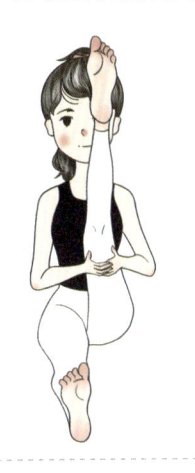

④腿部回正,再分别以顺时针、逆时针旋转小腿数圈。

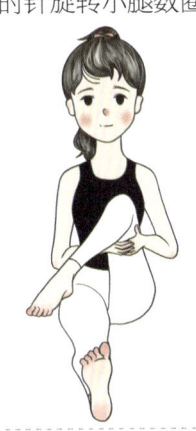

⑤还原至初始姿势,换另一侧腿练习。重复5~6组。

背部伸展式——放松背部紧张

①坐位,腰背挺直,双腿伸直并拢,双手放于臀部两侧,掌心贴地,指尖朝外。

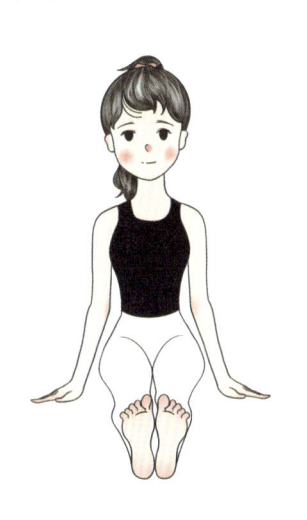

②屈右膝,右脚脚掌贴在左大腿内侧,膝关节自然向外展开。吸气,双臂向上伸展过头顶。

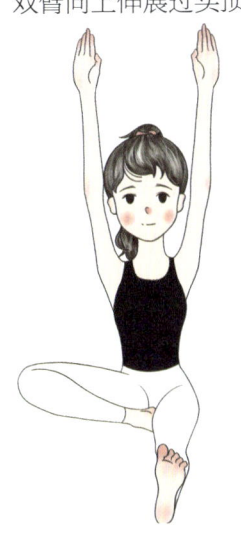

073

> 抑郁症居家疗法

③呼气，俯身，双手抓左脚脚掌，稍屈肘，拉动身体贴近左腿。脚面绷直，颈部放松。保持10～30秒。

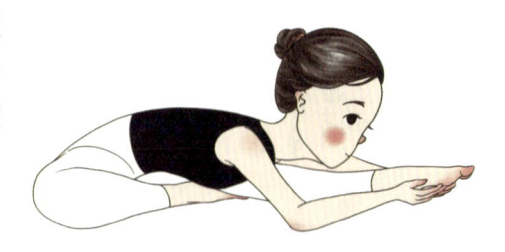

④身体还原，换另一边练习。重复5～6组。

侧角伸展式——放松胳膊

①自然站立，双臂在两侧自然垂立，双腿伸直并拢。

②双腿分开，右脚脚尖略朝外展，左脚脚尖向左侧转90°。自然呼吸。

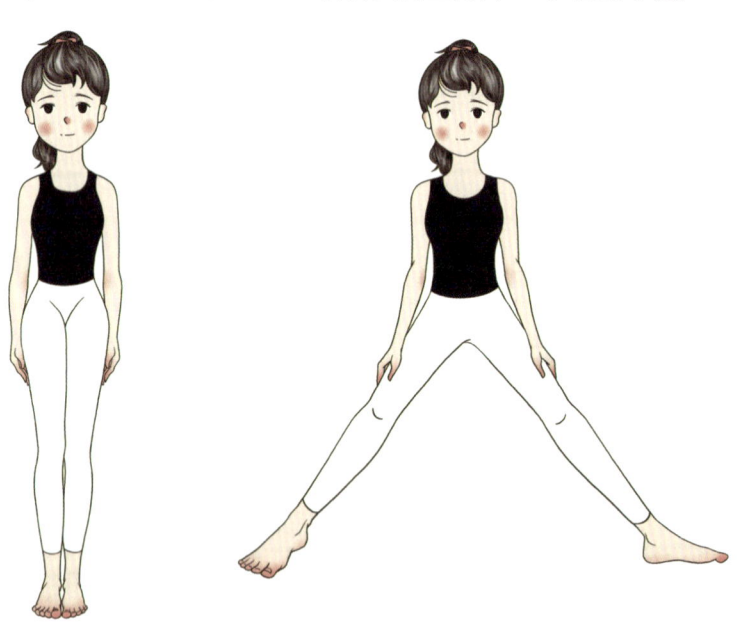

第三章 正念疗法策略

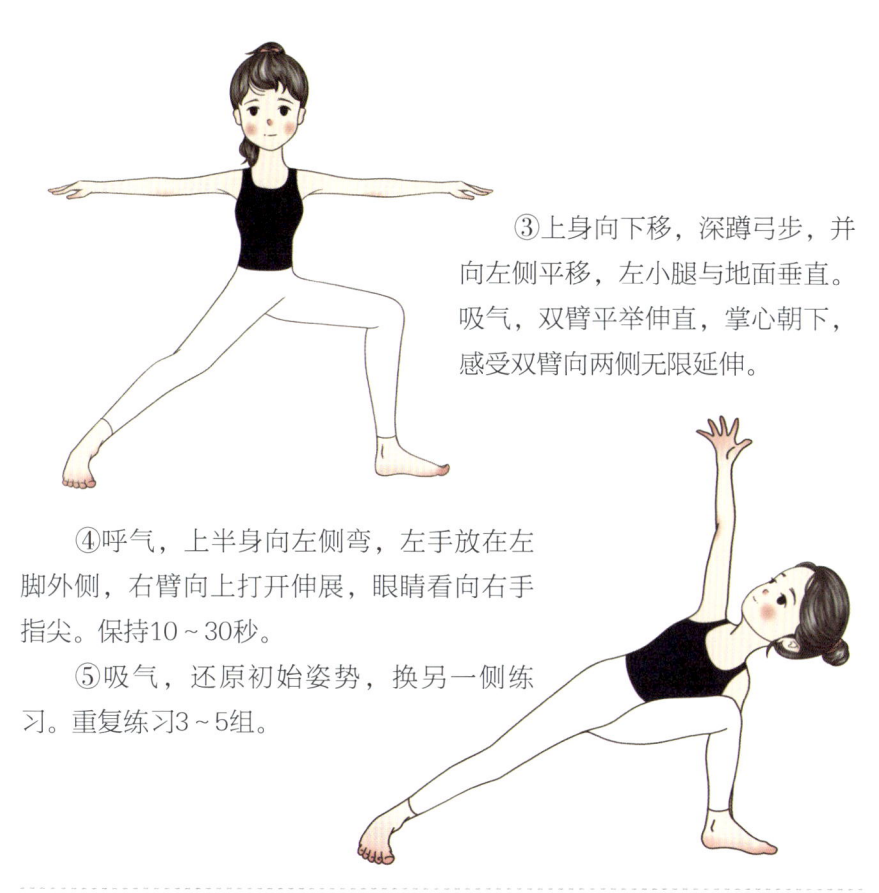

③上身向下移,深蹲弓步,并向左侧平移,左小腿与地面垂直。吸气,双臂平举伸直,掌心朝下,感受双臂向两侧无限延伸。

④呼气,上半身向左侧弯,左手放在左脚外侧,右臂向上打开伸展,眼睛看向右手指尖。保持10~30秒。

⑤吸气,还原初始姿势,换另一侧练习。重复练习3~5组。

猫伸展式——放松四肢

①跪姿,腰背挺直,臀部重心放在脚后跟处,双手自然放在两大腿上,平视正前方,自然呼吸。

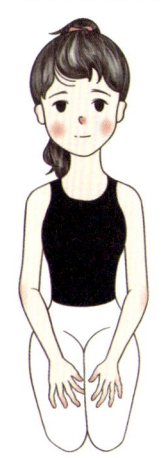

抑郁症居家疗法

②上半身向前倾,两手掌撑在地面上,双臂、双膝分开与肩同宽,且与地面垂直,背部与地面平行,整个身体呈四脚板凳状跪立姿态。

③吸气,臀部向后坐在双脚脚后跟上,身体向前倾,额头点地,腹部紧贴大腿,双小臂贴地向前伸展,感受背部和双臂的拉伸。保持姿势10~30秒。

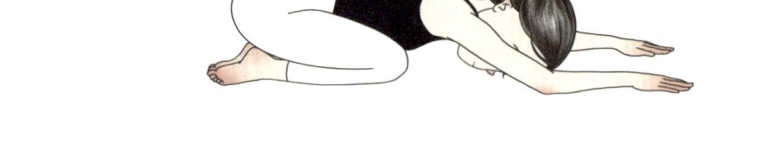

④呼气,抬臀,大腿垂直于地面,胸部贴地,下巴点地。保持姿势10~30秒。

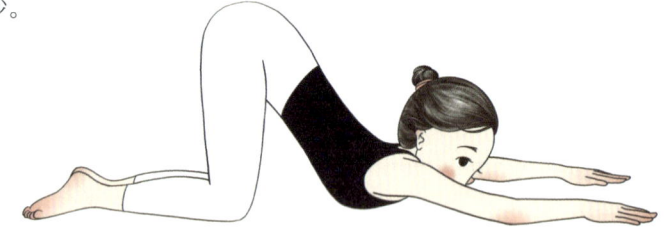

⑤保持以上姿势2~3次呼吸后,身体还原至步骤②的姿势。重复练习3~5组。

第三章　正念疗法策略

肩部活动式——放松颈肩背

①可选择一个舒适的盘坐姿势坐好，双手自然搭放在两膝盖上。

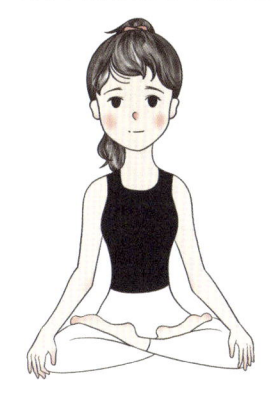

②吸气，双臂向前伸直，与肩同宽，手掌向上，与地面平行。

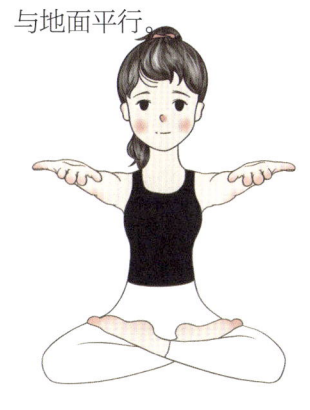

③呼气，双肘弯曲，双大臂与地面平行，双手指尖自然搭放在肩头。

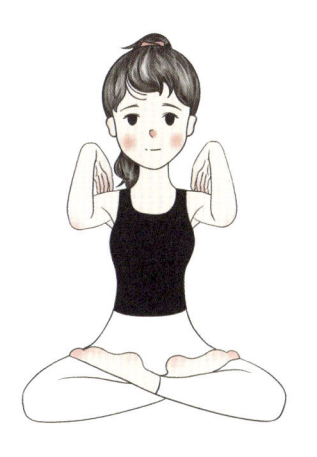

④吸气，双肘向上抬起，双手手背在颈后部相触，大臂内侧朝向身体前方。

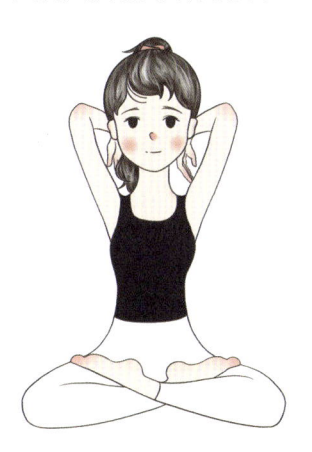

抑郁症居家疗法

⑤双肘放低,指尖依然放在肩部,向两侧打开,双大臂变成一条直线。

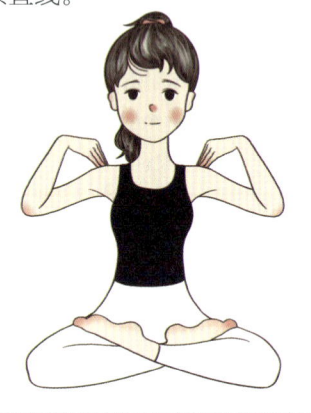

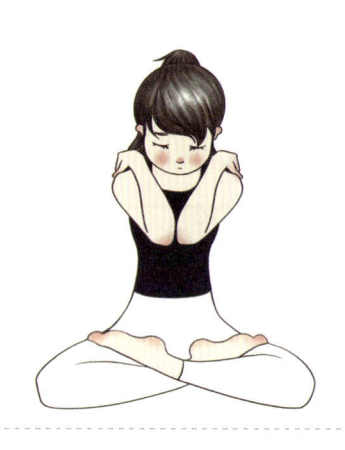

⑥呼气,双肘向前绕,含胸,使肘尖相触。保持姿势30秒。

简易活动操——缓解焦虑,放松身体

①站位,双腿并拢,腰背挺直,双手交叉抱住后脑勺,吸气,两臂同时向后伸展,感受背部的收紧、胸腔打开,自然呼吸保持20~30秒,每组2~3次,可做多组。感受两大臂的拉伸。

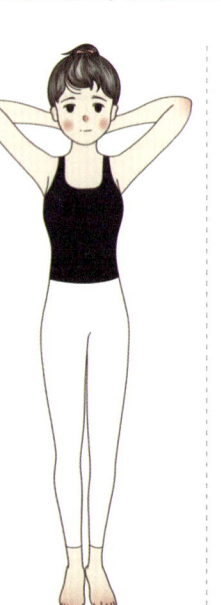

②站位,腰背挺直,双手向后伸直,十指交叉于身后,吸气时手臂向上拉伸,保持20~30秒,每组2~3次,可做多组。感受手臂的伸展。

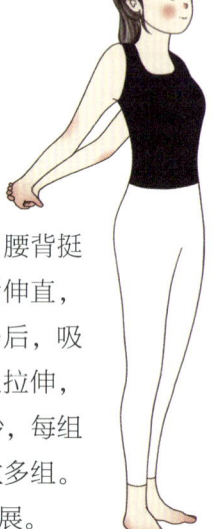

第三章 正念疗法策略

③仰卧位，双腿抬起与地面垂直，腿部并拢，尽力向上伸直，脚尖再向内勾，保持20~30秒，每组2~3次。感受腿部、跟腱处肌肉的拉伸。

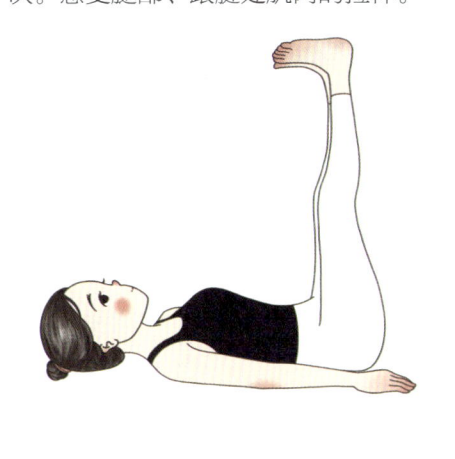

④身体放松仰卧在软垫上，吸气时弯曲双腿，抬起颈部的同时两臂抱住双腿，将重心放在腰部，感受到腰腹部的肌肉收紧即可，保持5~10秒后还原，每组2~3次。感受臀部和大腿部肌肉的拉伸。

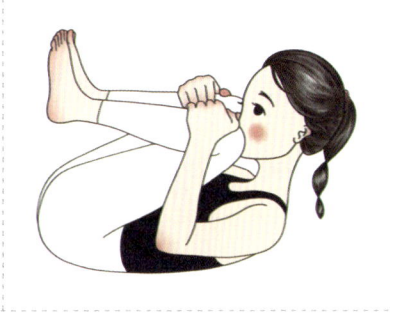

⑤俯卧，两腿并拢贴地伸直，双臂放在头部两侧贴地向前伸直，吸气，头部、胸部、腰部抬起尽量向后仰，保持3~5秒后呼气，缓慢还原，每组3~5次。感受头颈、肩背、手臂的拉伸。

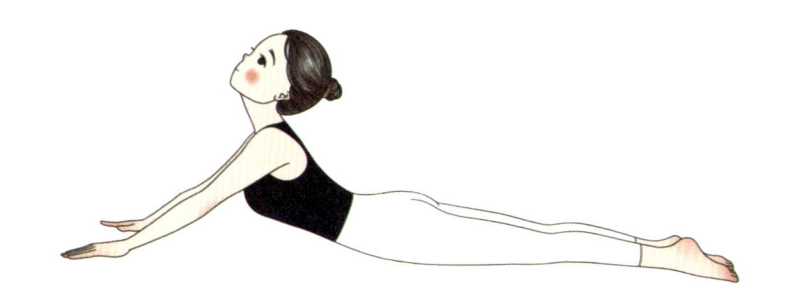

抑郁症居家疗法

⑥仰卧位，双腿并拢伸直，双臂自然放在身体两侧，吸气，以两手肘部支撑，将胸、腰部向上缓慢抬起，头往后仰，以头顶贴地，臀部以下不要离开地面，保持3~7秒后呼气，缓慢还原，每组1~2次。感受胸部、头颈肩的拉伸。

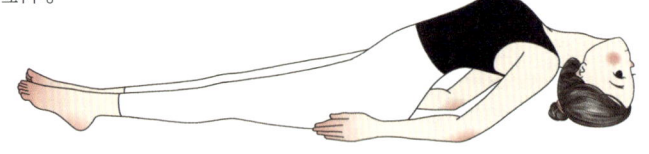

⑦仰卧位，双腿并拢伸直，双臂向头顶方向伸直，掌心朝上，四肢同时伸展，保持20~30秒，每组2~3次。感受整个身体的舒展。

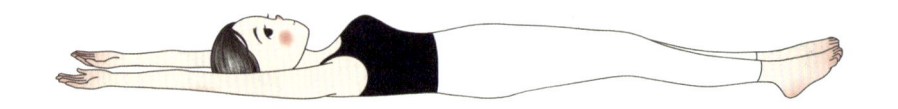

⑧跪位，上半身向前倾，两手掌撑在地面上，双臂、双膝分开同肩宽，且与地面垂直，背部与地面平行。吸气，抬头、挺胸、提臀，双眼尽量向上看。保持10~30秒。

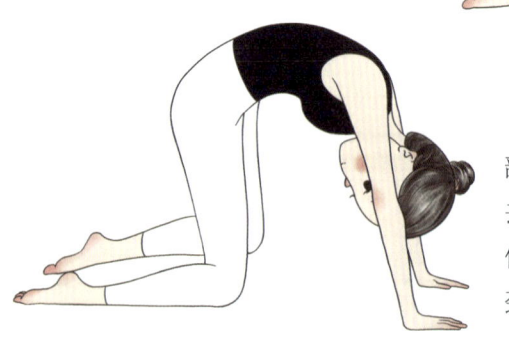

⑨呼气，低头，含胸拱背。腹部使劲收缩，头在双臂间尽量用下巴去触碰锁骨。大腿始终垂直于地面。保持10~30秒。每组2~3次，感受颈部、胳膊、大腿部的拉伸。

消除疲劳操——缓解紧张，平和心情

①自然站立，双腿分开与肩同宽。双手放在后腰髋部处，两手掌施力向前推，感受腰髋部的伸展，保持10～30秒，每组2～3次。感受腰部的拉伸。

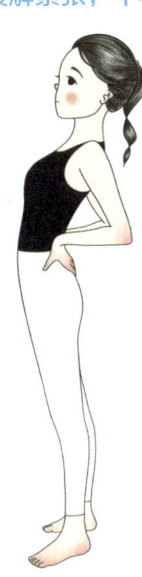

②站立或坐位，右手抬起放在左肩部，左手抓住右手肘部往下拉，右手肘向上做对抗力量拉伸，每侧保持10～30秒，每组2～3次。感受手臂的拉伸。

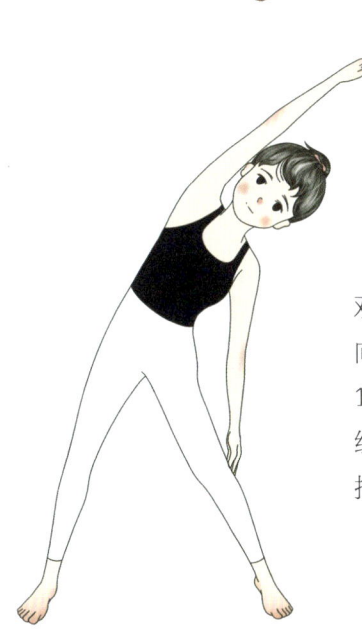

③站位，左右腿分开两肩宽，双臂自然垂直放在身体两侧，右手臂向上伸直带动身体向左侧弯曲，保持10～30秒，换另一侧练习。左右为一组，每组2～3次。感受手臂、腰部的拉伸。

抑郁症居家疗法

④站位，两手臂向下伸开，幅度不宜过大，掌心向下，尽力张开十指，然后呈虎爪状，保持20～30秒。感受手背及前臂的肌肉收紧，每组3～5次。感受手指的伸展。

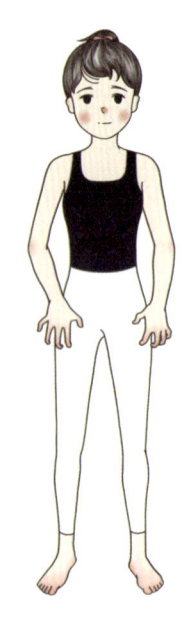

⑤坐位，腰背挺直，左臂向后弯曲放在肩胛骨附近，右臂抬起握住左肘，向上向右拉伸左臂，保持10～20秒。左右为一组，每组练习3～5次。感受手臂、后背的拉伸。

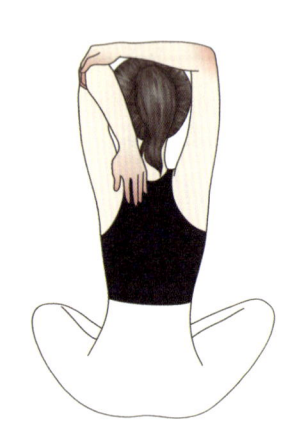

⑥坐位，双手向前伸直，右手腕放在左手腕上，手掌扭转合并，上半身前屈往下压，保持10～30秒，每组练习2～3次。感受头颈、背部、手臂的拉伸。

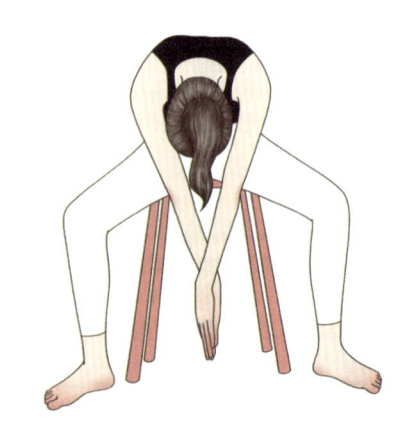

第三章 正念疗法策略

⑦盘腿而坐，双臂抬起至头顶上方，左手抓住右手腕处，右手掌心朝前方，左手向上拉动右手腕，同时带动上半身向斜前方拉伸，保持10～30秒，每组2～3次。

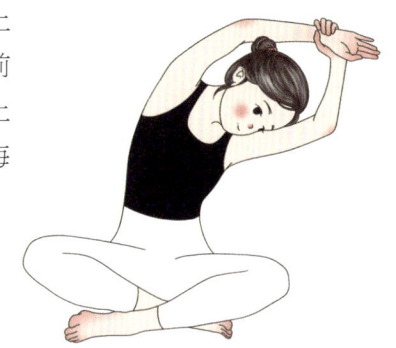

⑧站立，腰背挺直，右手找到一个支撑点（椅背、墙壁、桌子等）扶住，左腿向后屈膝，左手握住左脚踝处。吸气，将左脚脚跟尽量贴近臀部，保持3～10秒后，呼气还原。左右为一组，每组2～3次，可做多组。感受腿部的拉伸。

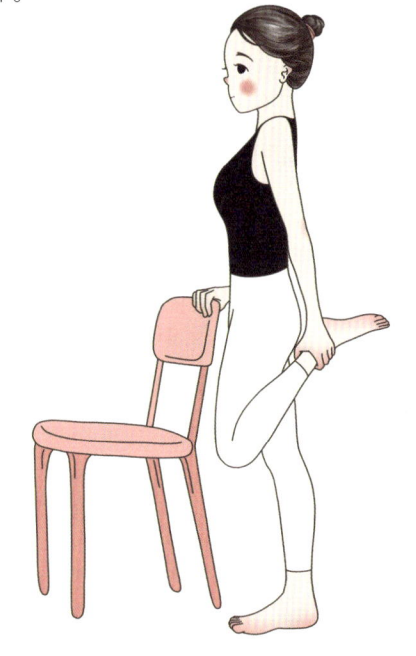

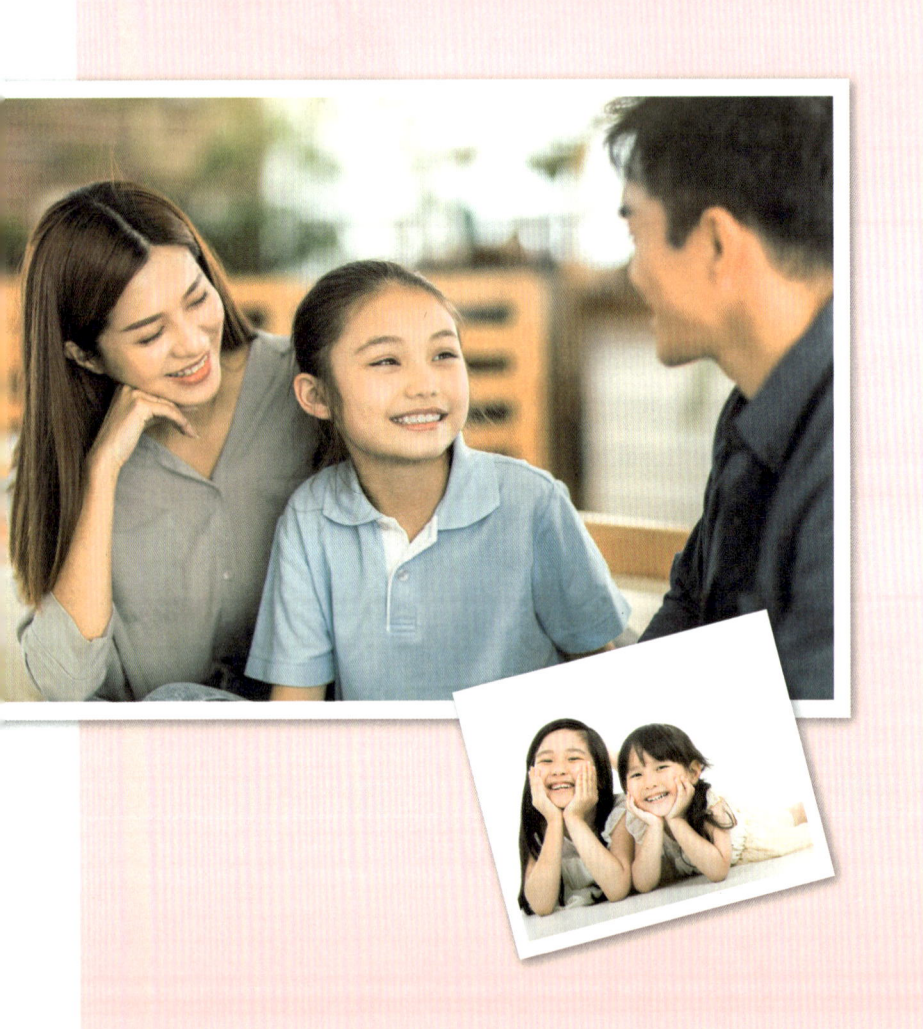

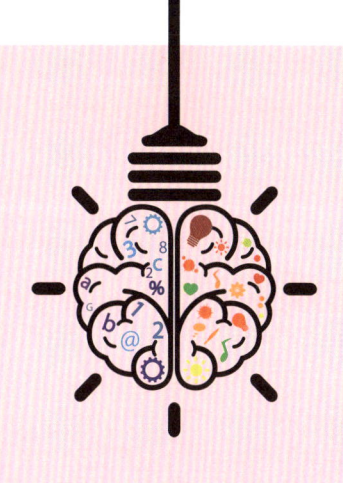

第四章
青少年抑郁症居家疗法

青少年抑郁越来越多，低龄化不可小觑。抑郁表现虽与成人类似，但因为不成熟，并不一定能清晰地描述自己的抑郁情绪，表现行为更极端，比如孤僻、沉溺危险行为、自残自杀行为等。家长一定要在日常生活中对孩子的教育引导引起重视。

抑郁症居家疗法

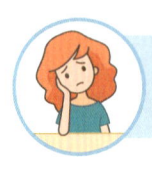

成长的烦恼

据《2023年度中国精神心理健康》调查显示，当前我国心理健康问题呈低龄化趋势。高中生抑郁检出率为40%，初中生抑郁检出率为30%，小学生抑郁检出率为10%。《2022国民抑郁症蓝皮书》显示，目前我国抑郁症人数9500万，约一半的抑郁症患者为在校学生，18岁以下的抑郁症患者已经占总人数的30%，其中41%患者更因抑郁休学。青少年抑郁症已成为孩子成长中的烦恼。

青少年抑郁症的分类

青少年抑郁症可以分为三种：急性抑郁、慢性抑郁、隐匿性抑郁。

急性抑郁在发病前通常有明显的精神诱因，如父母突然死亡，自身遭受了重大意外、灾害等。这一类青少年发病前多精神正常，发病时抑郁症状比较明显，无缘无故地流泪、行为呆滞、厌食、日渐消瘦、睡眠障碍、性格变孤僻、不愿与人交往，甚至感到无望和绝望。

慢性抑郁也跟以前的家庭经历有关，比如有过与父母多次分离或遭到遗弃的经历，但是并没有重大的突发诱因。发病前适应环境能力差，抑郁症呈现出加重的趋势，主要表现为胆小怕事、过于害

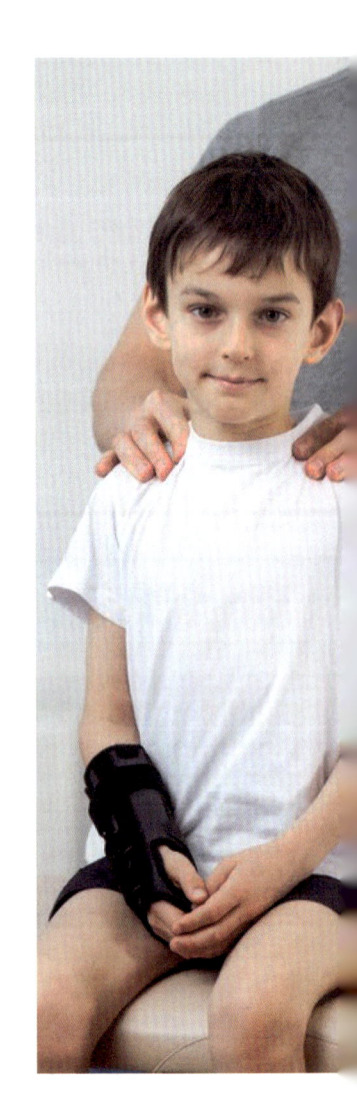

羞、容易受惊吓、不合群、表情淡漠，甚至有厌世和自杀倾向等。

　　隐匿性抑郁的抑郁症状并不明显，与抑郁症常见症状可能并不太一样，比如不听话、好动、执拗、叛逆、暴躁、易怒，并有攻击性、鲁莽行为，也可能表现为头痛、呕吐等躯体症状。常见抑郁症状不明显，但也会周期性地出现普遍的忧郁症状。

抑郁症对青少年的影响

　　青少年如果患上抑郁症，得不到及时治疗，则可能带来很大的危害，甚至引起一系列并发症，行为、情感和健康都会出现问题，从而影响日常生活、学习和社会关系。

○ 学习能力下降

　　抑郁症会引起思维和记忆力障碍，青少年注意力下降，应答反应也会减慢，思考问题面临更多的困难，长期下去会对学习丧失信心和兴趣。还有很多青少年患者的计算能力、理解判断能力相应下降，学习能力下降。如果缺课过多，便会耽误课程学习，从而影响成绩，并且很难跟上进度。

○ 性格发生改变

　　有些青少年患抑郁症后，变得胆小、被动、没有主见、自我评价很低、自信心不足等。

　　有些则逆反心理变得更为极端，往往会感受到强烈的愤怒或易怒，可能会毫无理由地情绪爆炸。

○ 影响家庭关系

　　有着强烈逆反心理的青少年，则觉得与父母常常无法沟通，选择处处和父母对抗。情况严重时，他们还会出现逃课、离家出走的举动，甚至一心想和父母断绝关系。

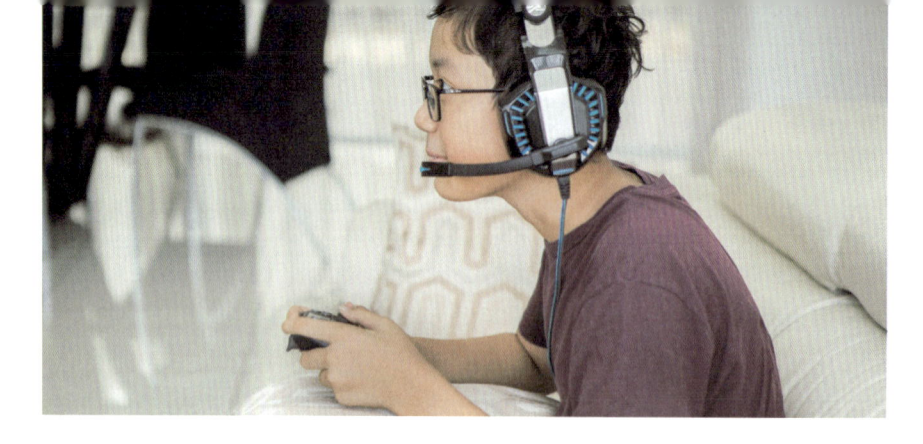

○ 沉溺于危险行为

有些青少年抑郁后反而会去尝试各种危险行为，比如不安全的性行为、接触毒品、嗜烟酒，以及电子游戏等虚拟的网络空间。

○ 影响人际关系

青少年抑郁者比较淡漠、退缩，对各种活动失去兴趣，不愿意整理自己的着装和房间，也不愿意参加体育运动、与朋友结伴游玩等社交项目。这会影响社交生活，往往在友情、爱情方面都会丧失很多机会，失去社会支持。

○ 健康出现问题

可能会出现食欲不振、睡眠问题、头痛等健康问题。

青少年抑郁的症状特点

青少年的抑郁症状，除了情绪低落等普遍症状，还与成年人有些不同。

○ 躯体症状更明显

相比成年人，青少年抑郁症患者可能会出现不明原因的明显躯体症状，如头痛、肚子痛、恶心、乏力等，又查不出具体的病因。

○ 社交退缩更明显

青少年抑郁症患者更容易表现出不想上学、不和同学接触等社交退缩行为。部分表现为不听管教、对抗父母，甚至离家出走。

第四章 青少年抑郁症居家疗法

○ 情绪波动更明显

除了表现为持续的心情不佳、忧伤、压抑、苦闷、自卑悲观、绝望等，很多青少年抑郁症患者更容易烦躁冲动。

一些人体会不到生活的乐趣，常常眉头紧锁、唉声叹气、心情沉重，失去对生活和学习的兴趣，对前途悲观失望，找不到生命的价值和意义。还有些人却是逆反心理增加，表现出更多的鲁莽和不安全的冒险行为。

○ 自杀念头或行为更冲动

青少年和成年人抑郁症患者都会有自杀的念头，但是过程不太一样。成年人自杀会经历很长的思考过程，甚至还会安排好计划，然后一步步实施；而对于青少年来说，可能会因一时冲动就跳楼，完全不考虑后果。

○ 思维、记忆力障碍

青少年正处于学习的阶段，用脑比较多，但抑郁症患者常常头脑迟钝，注意力难以集中，出现明显的思维和记忆力障碍，影响学习效率。

青少年抑郁的危险诱因

青少年抑郁症除了遗传、大脑介质水平、社会等因素外，可能涉及各种各样的问题。诱发抑郁症的危险因素更有青少年的特征，比如：

（1）学习的压力。

当今社会，工作和学习压力都发生了很大的改变，很多家庭都"被迫"或"主动"加入了内卷当中。很多孩子甚至从幼儿园开始就被灌输"如果你学习不好，人生就废了"的思想。

卷学习无疑是片面和冷血的，这否认了孩子的自我价值，也忽视了孩子的情绪，让自残、轻生这些极端事件在青少年群体中日渐频发。

过度的"鸡娃教育"容易让孩子产生自我批判，而自我批判是导致抑郁的重要因素之一。

青少年时期，孩子要接受十几年的学习，面临着很多学业方面的压力。如果学习压力过大，可能会陷入无望和沮丧的情绪中难以自拔，久而久之就容易导致抑郁症。

（2）童年创伤事件。

如果青少年在童年时期经历过严重的创伤，比如父母去世、家庭破裂、目睹暴力行为、遭受性侵或虐待等，强大的刺激会导致大脑发生变化，从而增加患抑郁症的概率。

（3）荷尔蒙的变化。

青少年时期是一个生理和心理发展的关键时期，伴随着激素水平的波动和身体的变化，会对情绪和心理健康产生影响，可能会诱发一些青年患上抑郁症。

（4）个性上消极的思维模式。

有一种思维模式叫自我否定。有的人非常擅长否定自己的积极情绪和积极行为，任由自己的负面情绪和负面行为滋长。比如一个男生跟一个女生表白，她会想，自己这么不好看，怎么可能拥有幸福，这份感情肯定不能长久。而当男生终于离开她时，她会苦笑：看吧，我早说了我不可能拥有幸福的。她会下意识否定自己的积极情绪，反而对消极情绪很宽松。

这种个性往往使人在应对挑战时感到无望、无助，而不是感到有能力和自信，遇到挫折时可能诱发抑郁症。

（5）家庭环境。

家庭的稳定性、父母的婚姻关系，以及父母的教养方式等家庭环境均可能影响青少年的心理和情绪健康。

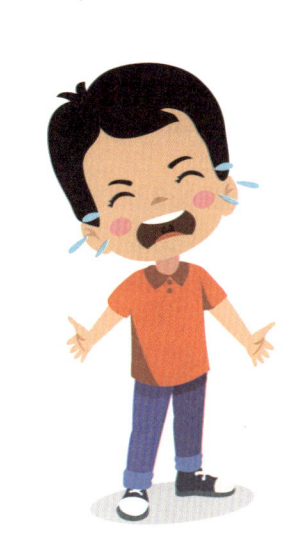

第四章 青少年抑郁症居家疗法

青少年从小缺乏父母的关爱、家庭关系不和谐，父母离异前的冷战、争吵，这些对于青春期敏感的孩子来说，会非常缺乏安全感。而有的家庭虽然很富裕，可是父母都比较忙，把孩子交给老人抚养，隔代溺爱使得孩子的抗打击能力特别弱。

（6）患上抑郁症的其他危险因素。

缺少自尊，自我否定；
精神健康出现状况；
患有慢性病；
同伴关系出现问题；
身体遭受虐待（过去或现在）；
遭受性虐待（过去或现在）；
酒精、毒品/尼古丁滥用；
有家庭成员死亡，家庭成员之间发生冲突；
长期受到校园霸凌；
过于完美主义；
有抑郁症家族史；
与父母或监护人长期分开；
过度肥胖，导致自卑；
有学习障碍/多动症；
过度依赖某些人或东西；
有自杀家族史。

抑郁症居家疗法

青少年抑郁症居家疗法

家长要学会察言观色

为了防止青少年抑郁症的发生或加重，家长要尽早识别孩子心理状况的异常，学会察言观色，常和孩子聊聊天。

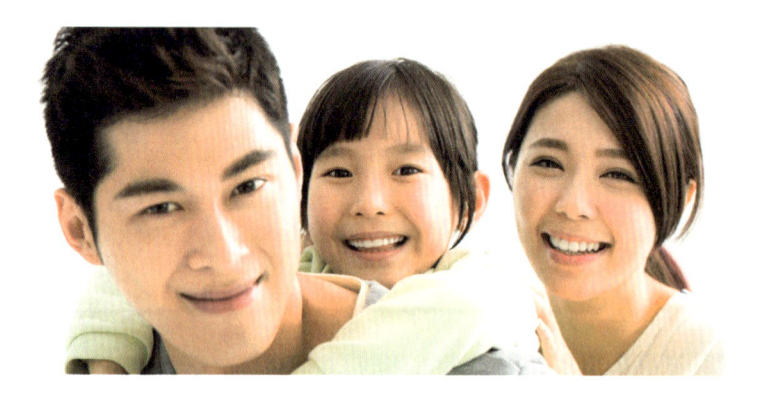

- 孩子最近有没有常感到抑郁、悲伤，容易哭泣、爱发脾气。
- 从喜欢的事物中获取的快乐没之前那么多了。
- 询问孩子跟朋友的相处情况，比如与朋友在一起或参与课外活动的时间多不多。
- 食欲或体重与之前相比明显不一样了。
- 睡眠比之前明显变得更多或更少了。
- 容易感到疲劳，不像之前那样精力充沛了。
- 感觉什么事情都是自己的错，或自己一无是处。

第四章 青少年抑郁症居家疗法

- 比之前更难集中注意力了。
- 对上学不如之前那么上心了，或者在学校的表现不如之前了。
- 有关于自杀的想法，或者想死。
- 是不是经常身体不适，如频繁头痛或胃痛，但又查不出什么原因。
- 孩子是不是突然迷恋上饮酒或其他有成瘾性的东西。

一旦发现孩子有抑郁的倾向，家长要做到以下几点：

（1）不要做无知的父母，正视孩子抑郁症的事实。

多了解关于青少年抑郁症的知识。不要想当然地觉得是爱孩子，做一些孩子接受不了的事情，孩子并不一定领情，反而可能影响亲子关系。

接纳现实才能更积极地改变，父母选择回避或不理解孩子抑郁症现实，可能会加重孩子的自责和内疚。

（2）学习接纳孩子的感受。

不要试图改变孩子，有时无声的陪伴会更好。抑郁症的孩子会有很多不良情绪或感受，比如情绪低落、无聊、压抑、痛苦，甚至悲观绝望，沉迷于游戏。

（3）认真倾听孩子的声音。

跟孩子多沟通，鼓励孩子说出自己的感受，面对面真诚且耐心地听孩子讲内心真实的想法和感受，用适当的关心话语积极回应孩子的感受。

（4）理解孩子的任性行为。

抑郁症的孩子经常会乱发脾气，摔东西，甚至有自残和自杀等表现。青少年不像成人那样能用语言表达自己的感受，可能会用一些行为来发泄或表达自己的感受或情绪。家长要平复心情，努力帮助孩子通过语言表达出内心的感受。

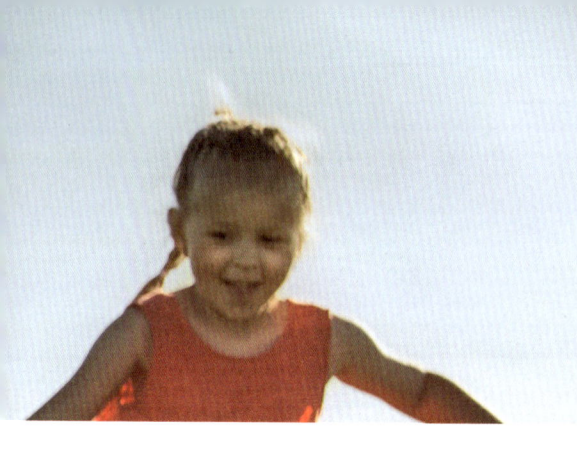

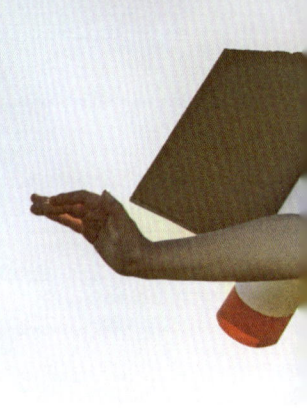

（5）学习赞赏孩子。

抑郁症孩子会有很多的负面情绪和想法，可能变得挑剔任性，也会使孩子自信心下降，自责，甚至觉得自己拖累家人。

这时父母要学会发现孩子的优势，停止高期待，学会技巧性赞赏孩子，用描述代替评论，可以描述所看见的，也可以描述感受，把孩子值得赞赏的行为总结为一个词语。比如父母看到孩子很快完成了作业，还帮忙收拾了碗筷，就可以对孩子说："你这么快就主动写完作业了，还帮我收拾了碗筷，妈妈觉得你作业效率真高，还这么贴心呢！"

摆脱情绪低落，找回人生意义

得了抑郁症并不说明性格懦弱、意志薄弱或是矫情，可能只是各种原因促使大脑功能失调才导致情绪出现问题。

要学会宽容、善待自己，照顾好自己的情绪和精力。当情绪低落时，有意识地把它转移到可以替代的事情上去。

重新用积极向上的语言来激励自己，如"事情会解决的""我会感到愉快的""明天是新的一天，总会有新办法""父母和朋友都会帮助我的""不就这么点事吗，没什么了不起"等，帮助自己树立起乐观、积极的生活态度。

当被"没有人关心我""我的存在是无足轻重的"等消极情绪包裹不能自拔时，可以把它们写下来，自己或通过专业帮助一项项反驳这些消极观念。当成功挑战自身的消极观念后，抑郁就会大大减轻，并形成对生活的积极信念与信心。

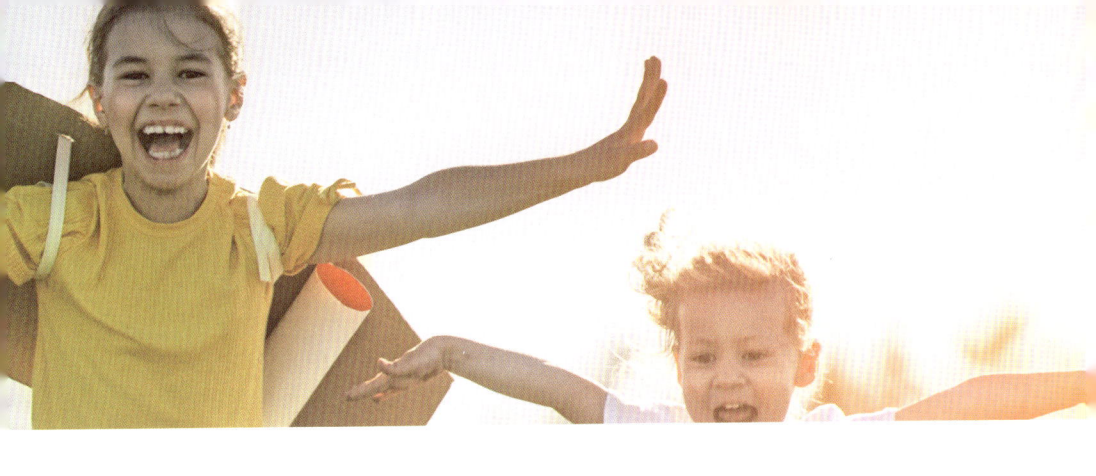

积极应对学业压力

当面对巨大的学业压力时,要自己学着解压,控制自己的压力源,比如订定一个切实可行的计划,来减轻学业压力。

把认知从注重结果调整到注重过程,把一个艰难的任务目标分解为若干个具体的小任务,列好时间计划,只专注于今天要完成的事,就会在不知不觉中实现目标。

可以寻求家长和老师的帮助,暂时休学;可以减少课外活动,提高学习效率和时间;可以选择图书馆等安静的环境学习。

找到疏解消极情绪的方法

不要什么事都一个人扛,学会定期清空内心的情绪垃圾,把情绪发泄出来。

疏解情绪的方法很多,比如深呼吸方法、正念减压疗法、洗或泡热水澡、写日记或写作、有氧运动、冥想、拼图或拼乐高游戏、瑜伽、游泳、音乐、绘画、肌肉紧张渐进式放松、找朋友家人哭诉、找个树洞去呐喊、烘焙、养宠物、编织做手工、与朋友们进行感兴趣的社交活动等等。

当面对高强度的压力时,不要消极应对,要学会积极地解决;放下不能解决的事情,不要过于执拗。

当试图忽略或屏蔽消极想法,但并不奏效时,可以试着去克服它们。比如大声说出或写出消极的想法有哪些,接受所有的想法,然后再想出三个积极的选择写下来,无论多么微小的积极选择都行。抛弃那些消极的想法,向前看,专注于积极的想法。

抑郁症居家疗法

解决拖延习惯

患有抑郁症的人经常会懒得动，懒得起床，懒得洗漱，懒得学习，懒得出门，生活中很多事情被耽误，拖延症很厉害。那么青少年应该如何解决拖延习惯呢？

首先，制订一个可执行的、清晰的目标，将目标具体化，列出可行的计划和时间表。对于分级具体的目标，一个一个地解决，有助于减少拖延的情况。

其次，找到自己的激励因素，比如先完成一个小目标后，自己或家长设置一些奖励机制，以激励自己按时完成任务。

最后，减少干扰因素，解决拖延借口。制定目标时，留出足够的时间来进行，减少其他任务和干扰，提高自己的时间管理能力。

向外社交，建立自己的朋友圈

"周围都有好朋友的人，比四面楚歌的人不知幸福多少。"对于青少年抑郁症来说，这句话更有着非同一般的意义。向外社交，建立自己的朋友圈，既锻炼了孩子的交际能力，又使孩子获得了友谊，能感受到更多的快乐和自由，不再把自己封闭。比如：

加入校内外的音乐、足球、篮球、绘画等各种兴趣小组或俱乐部，可以结识有共同爱好的朋友，共同探讨和分享兴趣。

减少自卑，培养自信心，与人交往时要开放、宽容、自信，尝试接纳和了解不同背景、性格和观点的人，拓宽自己的视野，可以收获更加多元化的朋友圈。

学会沟通技巧，与他人交往时，要学会倾听、表达和理解他人的观点和感受。尊重他人，避免争吵和冲突，以友好和包容的态度与他人相处。

积极参与班级、校园活动，可以培养团队合作精神。

第四章 青少年抑郁症居家疗法

如果抑郁症严重，无法向外社交，那么可以利用网络社交媒体，与同龄人进行交流和互动。但需注意保护个人隐私，避免过度沉迷于虚拟世界。

养成健康习惯

一个人的情绪与个人的饮食、睡眠、运动等习惯也有诸多关系，保持良好的生活习惯，可以让情绪更积极、饱满。

规律作息：保持良好的睡眠习惯，早睡早起，睡眠充足。

健康饮食：喂饱情绪，保持均衡的饮食，注重蔬菜、水果和全谷物的摄入。

锻炼身体：积极参与体育活动，运动有助于释放身体和心理的紧张感。

不要过于沉迷于手机等电子产品，有些孩子抑郁后沉溺于虚拟的网络空间不能自拔，家长要协助孩子控制好玩电子产品的时间。

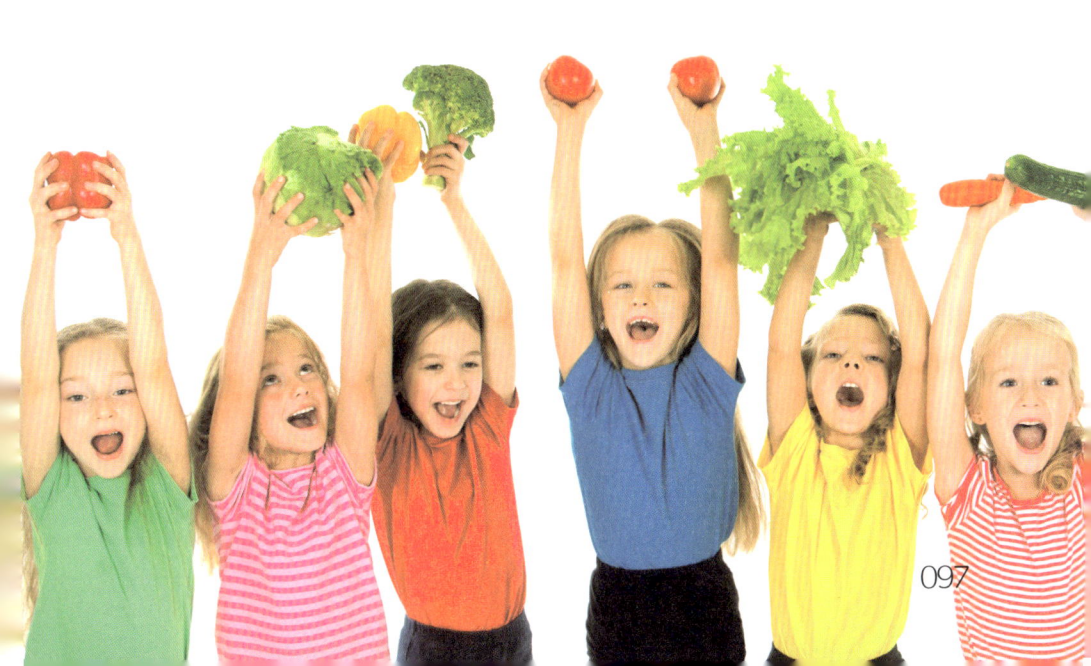

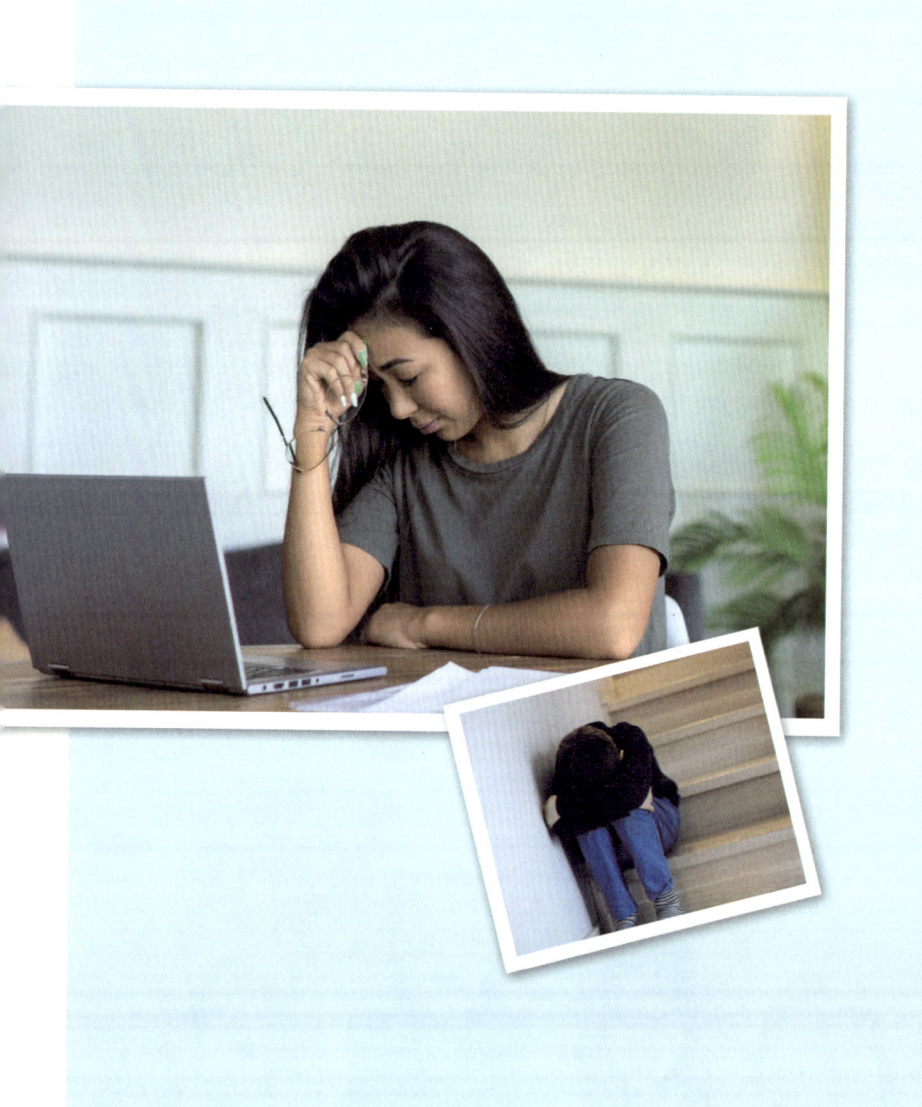

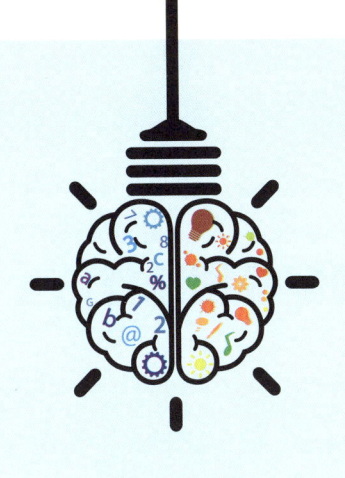

第五章
其他人群抑郁症居家疗法

不同的抑郁症人群，表现也各有不同。男性抑郁症患者的就医率较女性患者低，因为他们不愿承认患有抑郁症。女性因为孕产、生理激素等原因，抑郁症表现也大相径庭。而孤独、生离死别、躯体疾病是老年人患抑郁症的主要原因。除此之外，本章还介绍了适合各人群的居家疗法，帮助抑郁症患者早日康复。

抑郁症居家疗法

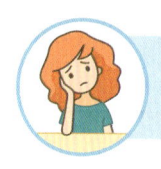

男性抑郁症居家疗法

虽然女性的抑郁症诊断率要明显高于男性，但这不表示男性抑郁症很少见，相反，男性抑郁症的危害也不容小觑。抑郁并不是女性的专利，只不过很多男性会更倾向于否认自己的抑郁症状，在治疗时也更难确诊。

抑郁不是女性的专利

○ 男性抑郁的常见症状

不同于其他抑郁症的消极沉默，很多抑郁的男性会陷入"易激怒"状态，往往脾气暴躁、爱摔东西，发生很多冲突性、伤害性的行为。还有一些男性像鸵鸟一样，遇到什么事情都躲在自己的"壳"里不出来，表现为封闭。

主要症状如下：

- 很容易被激怒，对伴侣、朋友更容易生气，还有的会因为小事而与陌生人大打出手。
- 性格变得敏感、多疑，急躁、易怒，会因为一些很小的事情而大发脾气，难以控制自己的情绪。
- 鲁莽行为增加，比如鲁莽驾驶、冲动消费、在没有正确安全设备的情况下进行极限运动、不安全的性行为等。
- 出现酗酒、滥用毒品、赌博、网瘾等严重的成瘾行为。
- 出现头痛、背痛、消化问题、睡眠问题或性功能障碍等躯体症状，

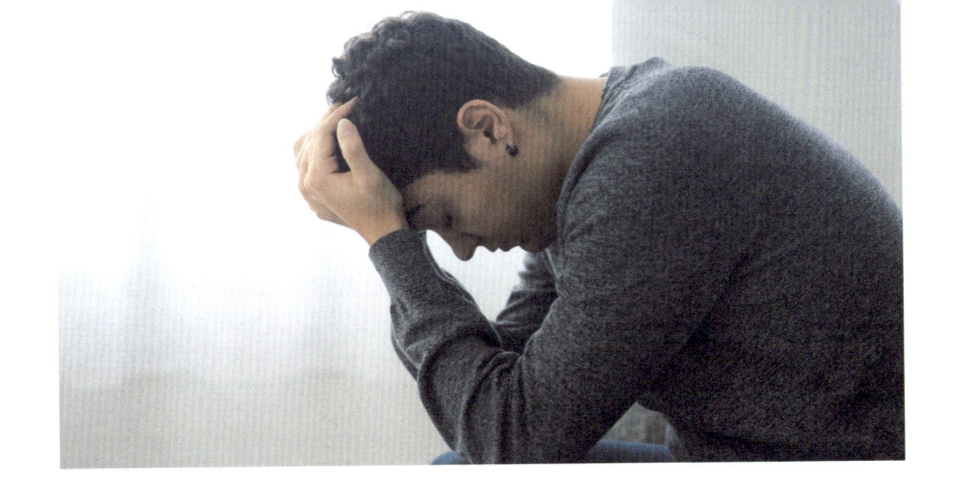

治疗效果不理想。

- 情绪持续性低落，心理悲观、自责、自卑，对工作和爱好失去兴趣，感到任何事情都会出现重重困难，对前途比较悲观绝望。
- 思考能力减退，难以集中注意力，人际活动明显减少。
- 机体各项功能出现下降，如睡眠产生障碍、食欲减退、体重下降、便秘等，自主神经也会出现失调。

○ 男性抑郁的原因

现代社会压力剧增，就像一口高压锅，承担着经济、家庭压力的男人如果被压久了，也会爆炸的。抑郁多与失业、中年危机、情感不顺、家庭破裂等挫折有关，再加上逞强、压抑的个性使然。

在社会的普遍认知中，男性不能表现得太过脆弱，经常落泪的男性更被视为软弱的代表。即便他们内心可能经历着各种痛苦与挣扎，也难以表露出来。

男性从小就受到要有责任、有担当、男儿有泪不轻弹的教育。被赋予"坚强""理智"的男性，不愿表露情绪感受，甚至不愿承认自己的抑郁情绪。

许多男性甚至很难去谈论自己的感受，或是不会表达，最多交代一下失眠或身体哪里不舒服。也正因如此，男性的抑郁往往更难以觉察。

观察男性是否患上抑郁症，注意查看是否有失眠、体重下降、注意力与思考能力减退、情绪变急躁、唉声叹气等情况。

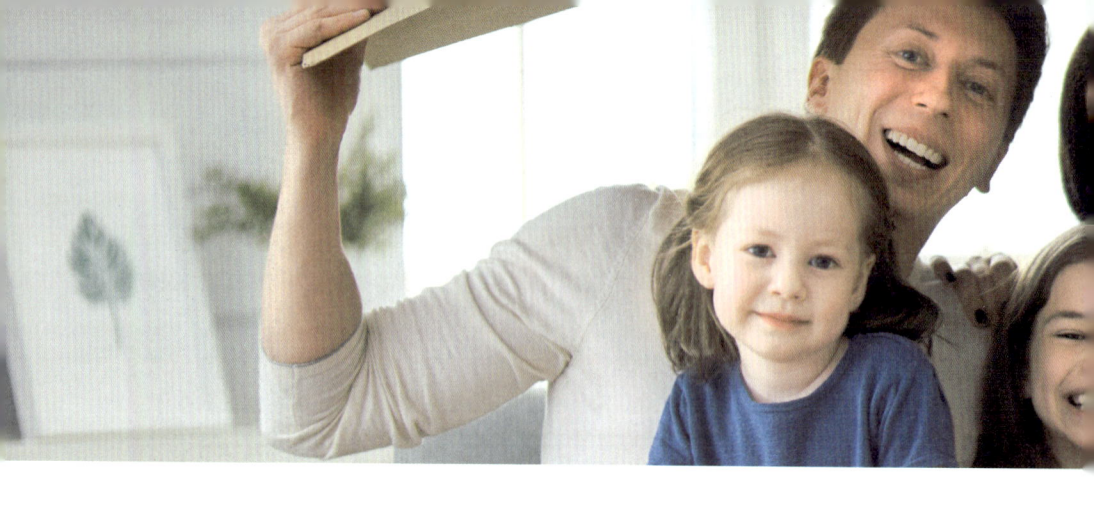

男性抑郁症居家疗法

○ 男人需要一点私密空间

男人累了的时候，可能就不想说话、不想做事、不想思考，只想一个人独处一段时间，尤其是抑郁症患者。这时候，其他人最好不要去频繁打扰他，给他一点私密空间，用以调整、放松心情。

因为在他们看来，向家人倾诉就是懦弱的表现，宁愿"打肿脸充胖子"，也不愿倾诉。也许男性在经过深思熟虑之后，才会把自己的情绪想法讲出来。

○ 找一个可以放松的安全角落

男性在遇到挫折、消极情绪时，不妨找一个私人的空间和放松的角落来舒缓心情。

比如车上，既贴身又私密，不仅可以去任何想去的地方，更充分满足了男性好支配的欲望。驾驶着汽车在公路上驰骋时，可以放松紧张的情绪，收获快乐和满足。

可以暂时躲避，但不要沉迷在虚幻的网络世界。在虚拟的网络世界里，可以扮演任何自己向往的角色，做任何自己想做的事，说任何自己想说的话，能够感到刺激和放松。

在健身房或运动场所，挥洒自己的汗水，完全不用言语，就可以安静地沉浸在自己的世界里，发泄自己的消极情绪，既锻炼了身体，又缓解了压力。

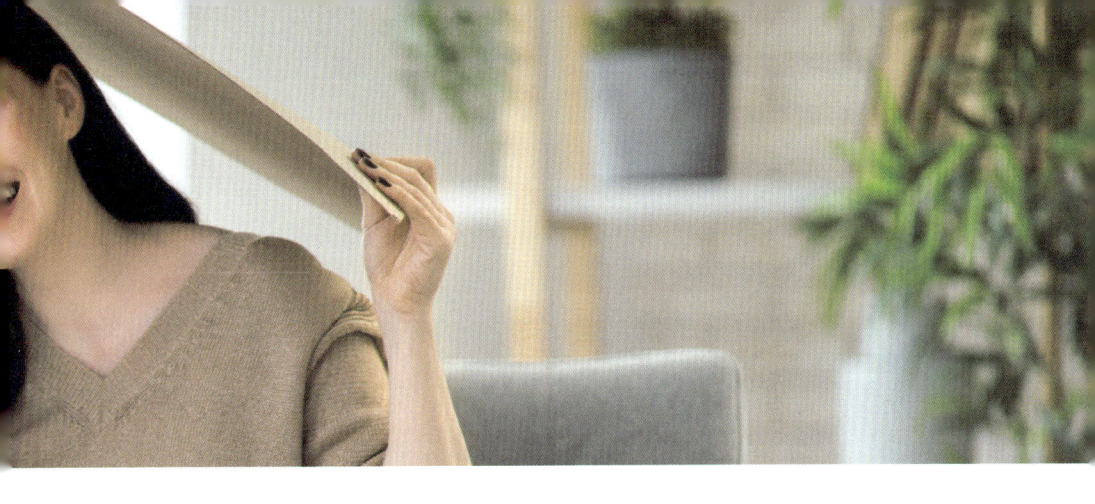

○ 处理好工作与家庭的天平

如何平衡事业和家庭对男性是一项巨大的挑战。处理好了工作和家庭的平衡，会让很多男性拥有更多快乐感和幸福感。

如果工作繁忙，但家庭关系疏远，虽然不惜牺牲健康和时间为家人提供了更好的生活，但常常感到孤独和困惑，甚至影响到自己的情绪。

通过简单的技巧、问答、情感连接和引导行动，中年男性也可以处理好工作与家庭的天平，找到事业与家庭之间的平衡点，更容易获得满足感。

○ 学会有效沟通

得了抑郁症之后，很多人际沟通能力变得薄弱。尤其是抑郁症急性发作期时，因为情绪方面的原因，导致不愿意和外界交流、交往。通过药物、心理治疗以后，这方面的能力大多能恢复。

要从内心开始疏导，改变对自我的认知，不要老觉得自己不行，应积极地去进行工作、感情等方面的交流，而不是一味地逃避。

○ 家人的亲密支持很重要

伴侣、家人的亲密支持是抑郁症男性最好的医疗。男性在社会中常常扮演着保护家庭、保护身边人的角色，如果身边的亲人、朋友、伴侣在发现不对劲后而远离他们，他们会越陷越深。

抑郁症居家疗法

女性抑郁症居家疗法

有关调查显示，女性抑郁症患病率是男性的2倍，在整个抑郁症群体中，女性占比68%，而且在各个年龄段的发病率都较高。女性抑郁症的症状很多，主要表现为心情郁闷，患者的意志很消沉，对生活没有希望，情绪很低落、忧伤、难过，不愿意和别人接触，不愿意多说话等。

现代女性面临巨大压力

除了情绪低落、郁郁寡欢的阴郁性抑郁症，女性阳光型抑郁症也逐渐进入公众视野。事实上，有些抑郁患者会把真正的情绪隐藏起来，向身边重要的人展示阳光的一面。

正如作家艾达·卡尔霍恩说的，女性的危机往往表现得比男性危机更安静，她们将自己的痛苦隐藏在家庭责任与工作职责的背后。从表面看，没人会注意到有什么不对劲，但实际上，她们内心积攒的情绪压力可能是巨大的，却很少有人愿意倾听。

现代的女性，工作、家务、照顾孩子都要扛，每天面对沉重的工作、繁多的家务、辅导孩子的功课，承受的压力并不比男人少。女性在生活中扮演着多重角色，虽然生活变得更丰富，有的女性拥有事业成就感，但是也面临着更多的压力。

有的人因为家庭和事业无法兼顾，工作的压力、家庭的关系，再加上现代复杂的社会关系，或者长期处于亚健康，烦心的事情很多，偶尔的诉说和抱怨换来的总是旁人的不耐烦，老公很少帮忙分担、头疼孩子教育、工作中缺乏认可，人生也就少了正向的反馈。心里的压力和现实生活中的委屈，则可能全部转化为情绪障碍，成为抑郁的诱因。不良情绪积聚很久，就形成了抑郁症。

抑郁症不是"作"出来的

抑郁症是一种极为复杂的心理精神疾病，不是无病呻吟，也不是简单的情绪起伏，会对人的情绪、思维、行为和身体产生全面的负面影响，并不是单纯的"心情不好""想不开""脆弱""矫情""作"。

○ 身边亲友的不理解

女性最害怕的往往不是抑郁情绪的"无孔不入"，而是身边的亲友对此的不屑一顾。不尊重、不在乎，外加轻蔑武断的判断式语气，可能会进一步带给女性毁灭性的打击。

○ 特殊的生理结构

不容置疑，现代社会中，女性确实比男性容易患上抑郁症，最主要的诱因可能包括女性生理结构、激素变化等。

女性特殊的生理结构，使她们要经历来经、停经、怀孕、哺乳等过程，这些生理上的变化都会带来情绪上的压力，而一旦不能正确地控制这些压力，就容易诱发抑郁症。

○ 女性激素的变化

女性激素也是抑郁症的一个重要影响因素。激素可调控脑内多个参与抑郁症发生发展的神经递质系统，以及个体对环境因素的敏感性。女性从青春期、怀孕到更年期，在不同的

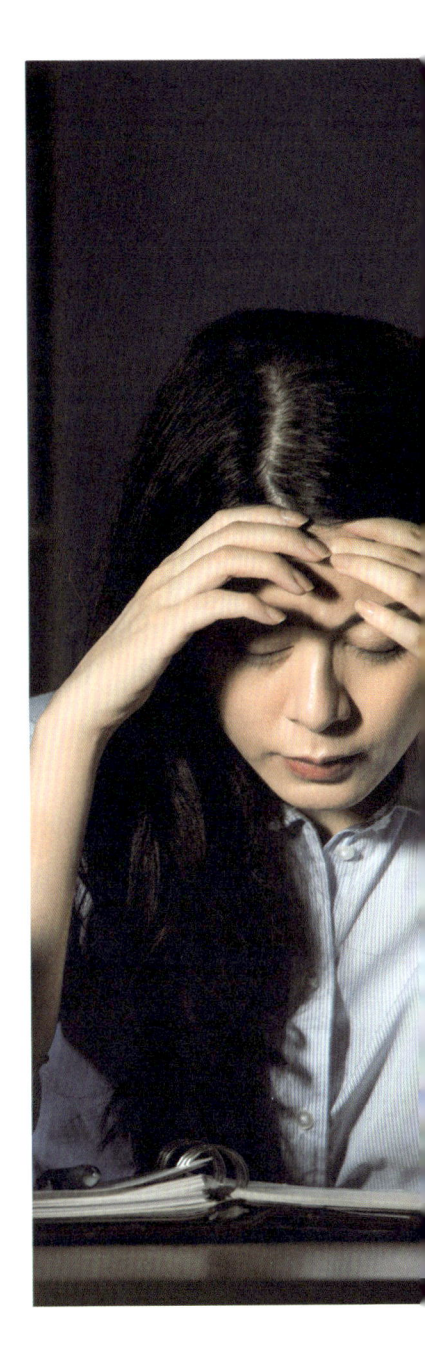

抑郁症居家疗法

生命周期，都伴随着卵巢激素水平的变化，而激素的剧烈变化会导致抑郁的风险显著升高。

有研究表明，经前紧张、产后的情绪低落、更年期的焦虑都是女性激素不稳定的结果。

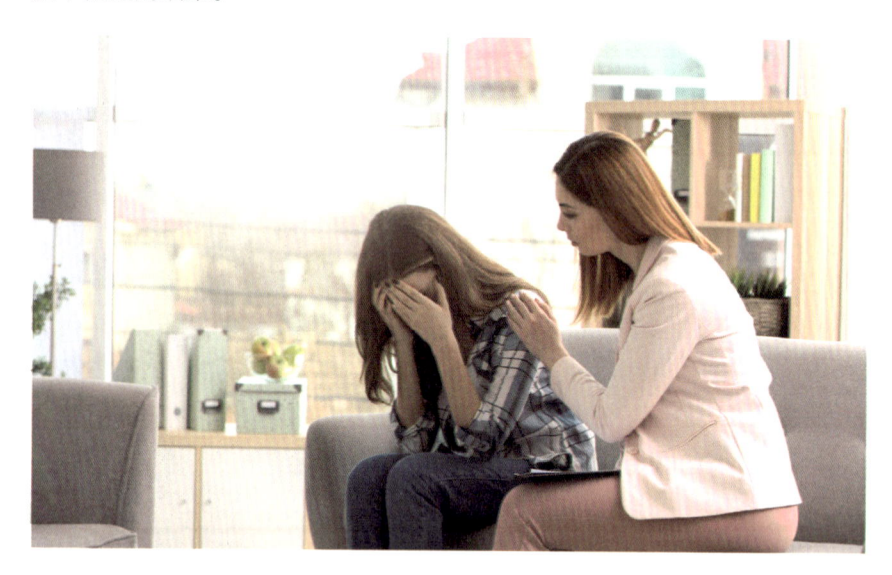

○ 女性杏仁核体积缩小

我们大脑中的杏仁核与人类的情感调节有密切联系，在情绪反应和情感记忆方面扮演重要角色。

有关调查发现，抑郁症的女性杏仁核体积缩小较男性患者更明显。青春期女性的杏仁核体积减小，虽然并不直接与抑郁症风险相关，但可能造成女性对消极事件的敏感性增加，继而增加患抑郁症的风险。

○ 女性睡眠障碍较多

女性睡眠障碍者相比男性较多，长期失眠会使人思考能力和记忆力下降、内分泌紊乱、精神萎靡、焦虑烦躁，甚至诱发或加重精神痛苦而引发抑郁。

第五章 其他人群抑郁症居家疗法

○ **警惕"经前综合征"的心情烦躁**

经前综合征指女性在月经前两个星期出现各种不适的症状，导致心情烦躁异常，严重者会出现明显的行为改变，需及时治疗。

经前综合征的症状会在月经期消退，但到下一次月经前的两个星期又会出现，属于周期性情绪烦躁，若长期遭受经前综合征困扰，可能会影响女性心情，导致抑郁。

如何判断是否有经前综合征？

- 年龄在25~35岁之间，月经总是不规则。
- 体重起伏比较大，饮食不均衡。
- 有抽烟和喝酒习惯者。
- 婚姻关系不和谐。
- 母亲或姐妹都曾有类似的症状。
- 有特别的心理压力，长期缺乏运动。
- 长期服用某种药物。

若以上条件都具备，则提示可能患有经前综合征。严重的经前综合征日后可引起产后抑郁症、更年期抑郁症。

如何摆脱产后抑郁症

近年来，女性产后抑郁呈现高发态势。有关调查显示，每5名产妇中甚至就有1人患有抑郁症。主要症状包括持续的情绪低落、不稳定、焦虑、易激惹、不知所措、兴趣减退、精力下降、悲观、自责、睡眠和食欲改变、关于婴儿照料的强迫观念及行为等。

107

抑郁症居家疗法

○ 为什么产后抑郁症多发

社会、家庭身份变化,家庭关系调整,体内激素水平的变化,哺乳、育儿带来的生理和心理改变,长辈之间育儿观念的差异,丈夫对待自己的态度等因素,都是女性产后抑郁集中爆发的主要诱因。

而且产后母亲的情绪状态与心理健康程度也会影响教养孩子的方式与行为,从而直接关系到青少年的心理健康水平与发展。

产后抑郁一般在产后2~6周容易发生。轻者在3~6个月内可自行恢复,严重的可持续1~2年,临床特征和其他的抑郁并没有明显区别。

○ 爱丁堡产后抑郁量表

爱丁堡产后抑郁量表是应用最广泛的自评量表,可用于初级抑郁筛查。此表包括10项内容,一般于产后6周进行调查,可提示有无抑郁障碍,但不能评估病情的严重程度。

你刚生了孩子,请选择一个最能反映你过去7天感受的答案:

爱丁堡产后抑郁量表		
1	我能看到事物有趣的一面,并笑得开心	A.同以前一样 B.没有以前那么多 C.肯定比以前少 D.完全不能
2	我欣然期待未来的一切	A.同以前一样 B.没有以前那么多 C.肯定比以前少 D.完全不能
3	当事情出错时,我会不必要地责备自己	A.没有这样 B.不经常这样 C.有时会这样 D.大部分时候会这样

第五章 其他人群抑郁症居家疗法

4	我无缘无故感到焦虑和担心	A.一点也没有 B.极少这样 C.有时会这样 D.大部分时候会这样
5	我无缘无故感到害怕和惊慌	A.一点也没有 B.不经常这样 C.有时会这样 D.大部分时候会这样
6	很多事情冲着我来，使我透不过气	A.我一直像平时那样应付得好 B.大部分时候我都能像平时那样应付得好 C.有时候我不能像平时那样应付得好 D.大多数时候我都不能应付
7	我很不开心，以致失眠	A.一点也没有 B.不经常这样 C.有时会这样 D.大部分时候会这样
8	我感到难过和悲伤	A.一点也没有 B.不经常这样 C.有时会这样 D.大部分时候会这样
9	我不开心到哭	A.一点也没有 B.不经常这样 C.有时会这样 D.大部分时候会这样
10	我想过要伤害自己	A.没有这样 B.很少这样 C.有时会这样 D.相当多时候会这样

抑郁症居家疗法

如何自测

　　选项A得0分，B得1分，C得2分，D得3分，得分范围0~30分，9~13分作为诊断标准：总分>9分，为轻度抑郁；总分相加≥13分，可诊断为产后抑郁症，需及时进行综合干预。

　　一般来说，女性产后雌激素变化大，会导致情绪波动较大。如果产后7周以上还没得到缓解，建议及时到医院就诊。如果出现伤害婴幼儿或是自杀倾向的话，需要对患者进行临床药物治疗。

○ 产后抑郁症怎样防治？

　　女性生完孩子之后情绪很低落，一般该怎么做呢？
　　家属要帮助的：

（1）创造温柔的环境。

　　产后抑郁症患者常常有一些无助、无望的情绪，可能伴随自责、自我评价低，或者担心影响拖累他人。老公是最直接的倾听者，这时要分出时间来倾听老婆的倾诉，好言劝解，不要恶语相加或冲老婆发火，给老婆创造相对温柔的环境，比如多给她做一些汤菜、每天帮她做10分钟的后背按摩等。

　　如果老公感到吃力，请诚实面对，可以陪老婆去寻求专业的帮助。

（2）少讲道理。

　　抑郁症患者一般都是懂道理的，但在抑郁状态下，她会有自责、自我贬低，也会有无助感，如果还要跟她讲道理，无疑是雪上加霜，所以建议亲属少讲道理。

第五章 其他人群抑郁症居家疗法

（3）细心地陪伴。

亲属，尤其老公要积极参与照顾婴儿的事情，以减轻老婆的负担，让她感受到来自亲密爱人的关怀。如果抑郁症严重到有消极自杀的念头，一定要督促、陪同她到专业机构就诊，接受专业的保护与治疗。

产后妈妈自己需努力的：

（1）尽早进入妈妈的角色。

孕期就可以经常翻阅一些书刊，多听听育儿讲座，学习育儿知识和技能，还要对孩子的正常生长发育规律、常见病痛的防治和安全措施有一些了解，减少产后育儿焦虑。

（2）对产后情绪变化多做一些了解。

在怀孕期间就与老公一起多了解一些产后状况，积极应对产后容易出现的一些不安情绪。

（3）孕期和产后坚持运动，以提高身体抵抗力。

特别是在心情不好的时候，或经常担心体形走样的女性，最适宜做一些有氧运动，既锻炼心肺功能，又可以很快恢复产前状态，调节情绪，振奋精神。

（4）产后安心静养。

刚生完孩子的女人身体损耗很大，需要充分的睡眠和休息，过度疲劳会影响其情绪。

（5）千万别把自己关在"城堡"里。

如果身体没什么大碍，天气好时，不妨带着孩子去散散步，多呼吸新鲜空气，让心情像阳光一样灿烂。

抑郁症居家疗法

（6）及时发泄情绪。

当自己感到不愉快时，不妨找个方式宣泄出来，憋在心里可不是个好办法。

（7）病情严重及时告诉家人。

病情严重时，及时告诉家人，不要因为不好意思而憋在心里，要积极求助于专业人士。

怎样防治更年期抑郁症

女性更年期抑郁症多发生于45～55岁，可能与内分泌、性腺功能减退，以及社会心理等因素有关。

常表现为焦虑不安、紧张恐惧、不知所措、情绪低落、悲观失望、哭哭啼啼、自责自罪、主观臆断、猜疑，甚至有自伤、自杀等行为。此外，可有月经不调、性欲减退，或出汗、怕冷、消瘦、乏力等症状。

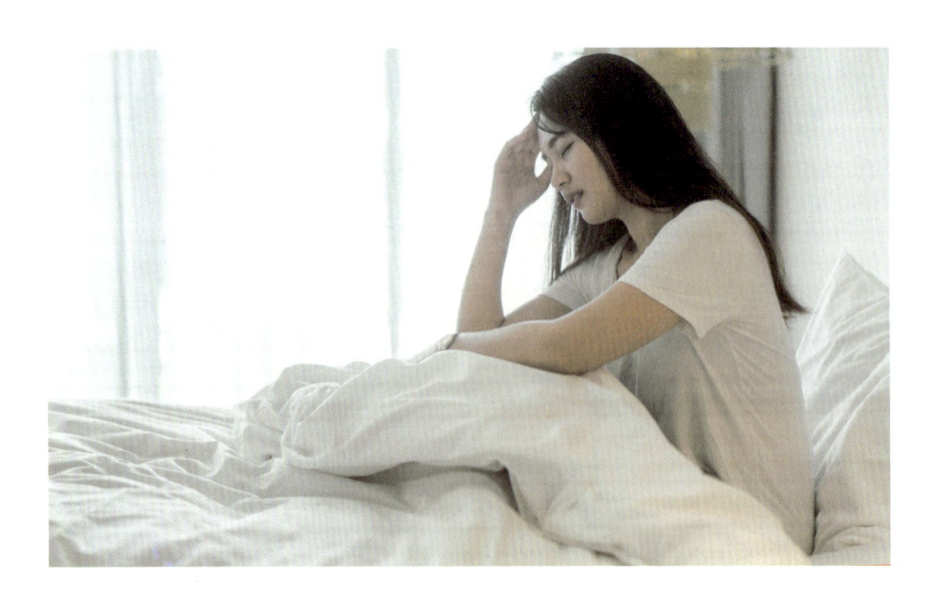

第五章 其他人群抑郁症居家疗法

○ 为什么女性更年期抑郁症多发？

女性进入更年期后，卵巢开始萎缩，绝经后雌激素分泌锐减，就会出现烦躁、易激动、潮热等更年期综合征的症状，出现焦急不安、心情低落等情绪。若不能及时调整心态，正确对待，反复下去就易发生抑郁症。

有些更年期女性不喜欢主动参加社会活动，享受生活乐趣，而是整天闭门自思、闷闷不乐，久而久之便产生精神抑郁。

若丈夫不理解妻子，双方原先亲密无间的关系就会出现裂痕，势必会增加妻子的心理负担，长期下去就会导致抑郁症的发生。

不能适应新的生活环境变化，如迁居离开久居的老地方，到陌生的新环境随儿女新家庭一起生活，或丧偶独自生活等。

○ 如何摆脱更年期抑郁症？

（1）心理治疗。

更年期抑郁症患者要摆正心态，充分了解抑郁的性质，知道抑郁是功能性的疾病，是可以治愈的，从而来消除恐惧和疑虑。让患者正确看待疾病，发挥患者的主动性和积极性，主动配合医生的治疗。

（2）处理好家庭、社会关系。

更年期妇女的情绪容易激动，这样就很容易跟家人发生矛盾，这就要求大家要互相体谅，遇到事情要冷静，不要因为一点小事或者一句不顺耳的话而大动肝火，家庭和睦是全家的幸福，同时也是避免更年期抑郁症的重要因素。

（3）创造丰富多彩的生活。

更年期的妇女大多是临近退休，有的已经退休或下岗在家，思想压力较大，心里总是存在一种失落感，此时如果能把生活安排好，适当增加一些业余爱好，不仅可以增加生活的情趣，还能保持良好的大脑功能，增进身心健康，对疾病是有利的。

抑郁症居家疗法

（4）拥有并保持良好心态。

首先要对即将进入更年期的自己说，更年期是人生的必经之路，从而对更年期有正确的认识，并对它的到来做好思想准备。出现一些自觉症状时，只要通过检查未发现异常，就应认识到这是自身正常的生理变化表现，无需紧张惊慌，应尽量保持轻松愉快的心情。

（5）注意劳逸结合。

更年期女性的身体各方面都比较虚弱，所以还要注意劳逸结合，尽量提高身体免疫力和抵抗力。不要整日忙于工作，要为自己安排一定的体育活动时间，也可以常与家人朋友谈心、散步，通过运动和聊天来减轻身心压力，祛除更年期抑郁症的诱发因素。

（6）保持良好的人际关系。

临床观察发现，对周围环境烦恼越多的人，患更年期抑郁症的概率就会越大，症状表现就越错综复杂和严重。所以，即将进入更年期及已经进入更年期的朋友要搞好自己与身边人的人际关系，同样亲人和同事也应多关心照顾、谅解处于更年期的朋友。

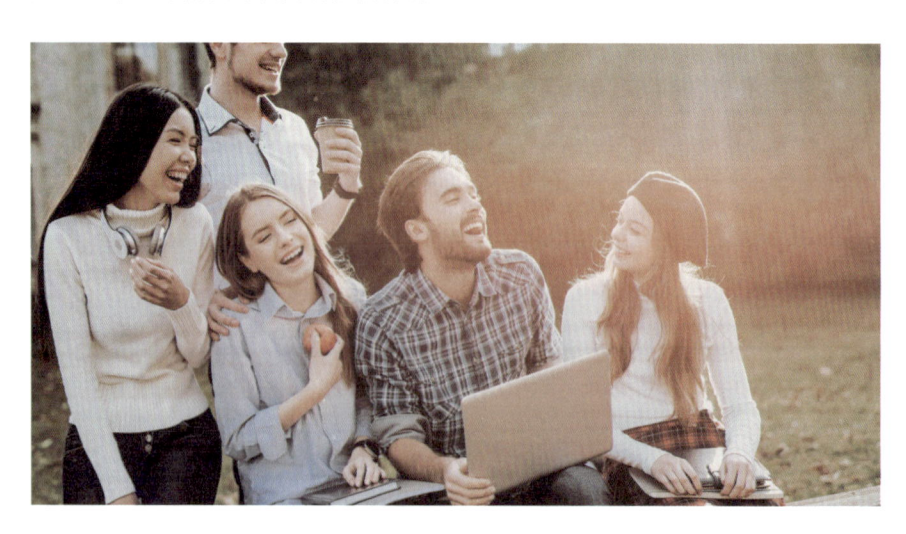

第五章 其他人群抑郁症居家疗法

老年抑郁症居家疗法

老年抑郁症一般指60岁以后首发的、持久的抑郁症，或者其他时期患过抑郁症经治疗或自行缓解，到了老年期后再发作。

有关调查显示，老年人群也是抑郁症易发人群之一，80%的老人存在心理问题，60岁以上老人中约16%患有抑郁症。实际上，老年抑郁症常常与各种慢性疾病，以及敏感脆弱的心理交织在一起，更为隐蔽和复杂。

老年抑郁症常见症状

老年人的抑郁症相比其他人群并不太典型，除了常见的症状，还有认知功能损害和躯体不适等。

○ 情感持续低落

较为持久的情绪低落，闷闷不乐、郁郁寡欢，甚至度日如年，对忧伤的情绪也不能很好地表达出来，只是感觉心里难受；激越、焦虑、紧张、疑病、脆弱、坐立不安的心理比较突出，有时躯体性焦虑会完全掩盖抑郁症状。

○ 思维明显迟缓

老年抑郁症患者的思维联想明显缓慢，反应迟钝，自觉"脑子比以前更不好使了"，记忆力、注意力、理解和判断能力等认知功能明显减退，老忘事，甚至跟老年痴呆有相像之处。

○ 兴趣减少，避免社交

很多人对既往爱好不再感兴趣，觉得生活变得枯燥乏味，没有意思，

抑郁症居家疗法

提不起精神，不愿参加社交活动，无助与无用感明显，会自责自罪，对生活、未来感到绝望。

行动缓慢，生活懒散，言语减少、语调低、语速慢，懒得做事，不愿与周围人或亲友交往。总觉得精力疲乏，严重者不能自理日常生活。

一些人还有激越行为，焦虑激动，不停地动，内心慌乱不已。

○ 出现自杀意识和行为

有些严重的老年抑郁症患者还会伴有消极的自杀观念和行为。当抑郁倾向与躯体疾病共存时，加上疑病、罪恶感等消极情绪，自杀危险很高，家属需加强关注，严密防备。

○ 躯体症状

有些老年患者会伴有头痛、颈部痛、腰酸背痛、腹痛和全身性慢性疼痛等疼痛综合征；腹胀腹痛、恶心、嗳气、腹泻或便秘等消化系统症状；胸闷、心悸等类心血管系统疾病症状；面红、潮热出汗、手抖等自主神经系统功能紊乱。

大多数人还会表现为睡眠障碍，如入睡困难、睡眠浅且易醒、早醒、多睡多醒等。

食欲减退，无饥饿感或食之无味，体重明显下降，还有一些人出现挑食，只希望吃特定的食物，且有口干、便秘症状。

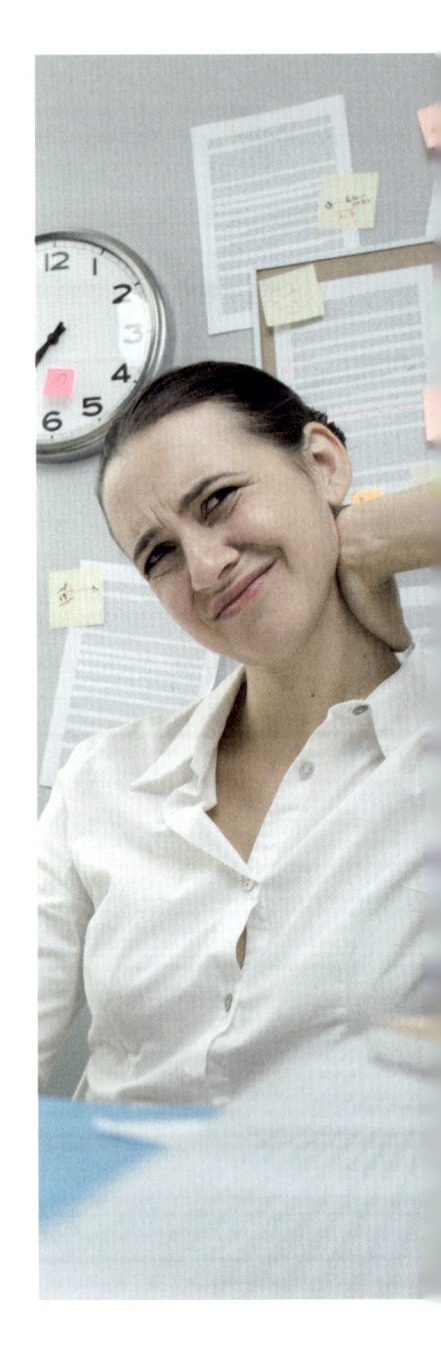

第五章　其他人群抑郁症居家疗法

○ **疑病厉害**

很多老年抑郁症会过度关注自身健康，伴有躯体不适症状，经常跑医院主动要求治疗，但又否认或忽视情绪症状，固执地认为只是躯体不适引起的心情不好而已。

躯体疾病的感受远大于实际得病的严重程度，明显紧张不安、过分担忧，不愿接受现实诊疗结果，去各大医院寻求诊治。

老年抑郁症不等于老年痴呆症

老年抑郁症在症状严重时，部分症状会与老年痴呆相类似，又被称为"抑郁性假性痴呆"，要及时辨别诊治。如果误诊、漏诊，会对老年人的心理健康带来极大的危害。

○ **老年痴呆症明显特点**

智力退化，记忆力下降，记不住名字、年龄、住址、亲人等，对这些最基本的信息都会逐渐丧失清楚的意识和记忆。

五官功能丧失，眼神涣散、耳背听不清楚、言语也不利索，常常产生幻觉。

最开始的表现是头晕、头痛、手脚发麻等躯体症状，严重者还会瘫痪，生活不能自理。

起病较慢，症状持续性发展，没有抑郁症的典型症状。有些人初期可能出现抑郁、焦虑等情绪障碍，随着病程进展，逐渐出现记忆力下降等认知功能减退表现，即使情绪好转时记忆力改善也不理想，甚至加重，进而发展到典型的痴呆症状。

○ **老年抑郁症明显特点**

情绪持续低落，觉得生活没意思、注意力无法集中等，常常产生不想拖累别人的想法，甚至有消极自杀的念头。

抑郁症居家疗法

可能存在认知障碍，但愈后会恢复。

有些表现为孤独感，总是需要亲人的陪伴等。对原本感兴趣的事情不再感兴趣了，不愿意参加日常社交活动，即使勉强坚持，也是不愉快的消极情绪。

精力疲乏无力，难以坚持日常活动，喜欢卧床，严重时甚至生活不能自理。

全身不舒服、疼痛、厌食、睡眠障碍、心慌、胸闷、皮肤烧灼感等躯体不适感明显，但又跟实际疾病相关不大。有些人先表现出躯体症状，再发展为情绪症状，造成了诊断困难，可能延误治疗。

〇 老年抑郁症和老年痴呆症主要区别

1 老年抑郁症起病较快，发展迅速；老年痴呆症则起病缓慢，发展缓慢。

2 老年抑郁症的抑郁症状持续较久；老年痴呆症情绪多变，不太稳定。

3 老年抑郁症的认知或智力障碍为暂时性的、变化性的，每次检查的结果均不相同，随着情感症状的改善会有所改善，预后较好；而老年痴呆症的认知损害是全面性的，而且呈进行性的恶化，是不可逆的。

4 老年抑郁症并无中枢神经系统的症状，脑CT检查无阳性发现；老年痴呆症可能有中枢神经系统的症状、体征，脑CT检查可发现有不同程度的脑萎缩或脑梗死的表现。

5 服用抗抑郁药物后，老年抑郁症可能会恢复，但对于老年痴呆症来讲，不会起任何作用。

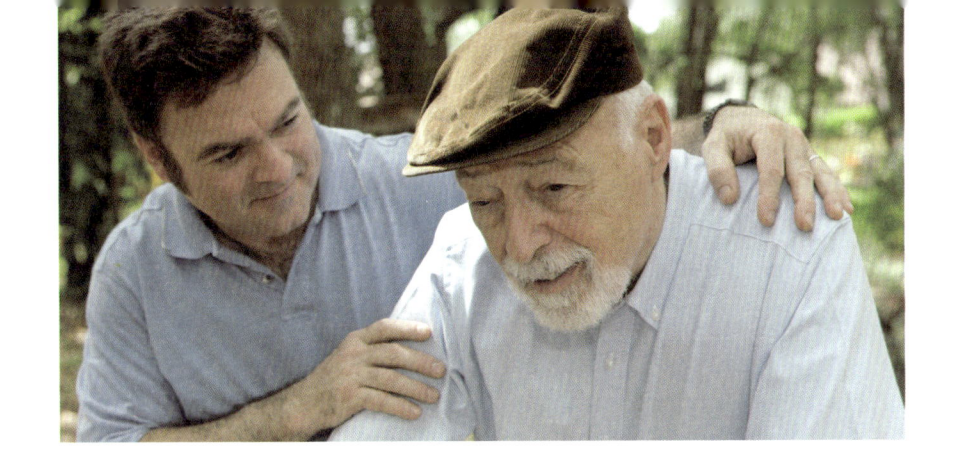

当老年人开始出现认知障碍的时候，要及时诊治，平时多注意区分是老年痴呆症还是老年抑郁症，以便给予专业治疗。老年人容易产生沮丧、无助、寂寞和孤独的情绪，所以子女们要给身边的老人多一点爱、多一点关心，让他们觉得自己并不是没用的人。

老年抑郁为什么会越来越多

人都有老去的一天，人到老年，容易心理衰老，产生自卑、多疑、敏感等心理，不爱交际，性格孤僻，缺乏对生活的热情，常常有"等死"的念头，对疾病特别恐惧，经常把普通的病想成癌症类的绝症。这些都会造成老年人的心理抑郁。

进入老年以后，中枢神经系统可能产生各种变化，生物钟也在发生变化，有的老年抑郁症患者的大脑皮质萎缩和脑室扩大，和正常的老年人明显不同，发病可能和其脑部的变化有关。

老年人容易受原发性高血压病、冠心病、糖尿病及癌症等各种身体疾病困扰，这些疾病可能继发抑郁症。还有许多患慢性病的老人，由于长期服用某些药物，也易引起抑郁症。

老年抑郁症的诱发因素还有很多，比如：

- 社会心理因素：许多与患者相关的环境、成员的变故容易诱发抑郁情绪。
- 老年人家庭结构改变，比如儿女都成家立业，或者老伴病故，常年一人，变成"空巢老人"。

抑郁症居家疗法

- 退休后，社交圈突然缩小，赋闲在家，日常活动减少，容易产生孤独感，缺少生活的乐趣。
- 触景生情，见到与自己年龄相仿的同学、亲朋好友故去，联想到自己。
- 社会角色转换，以前是一家之主养儿育女，现在反过来要子女照顾等。
- 应激事件：老年人的心理承受能力随年龄逐渐下降，对消极事件敏感，若发生应激事件，易遭受精神刺激。
- 其他因素：老年人多数患有慢性疾病等躯体疾患，长期疾病缠身，疾病和疾病所带来的心理压力都有可能诱发抑郁。此外，长期服用可能导致抑郁的药物也易引起抑郁。

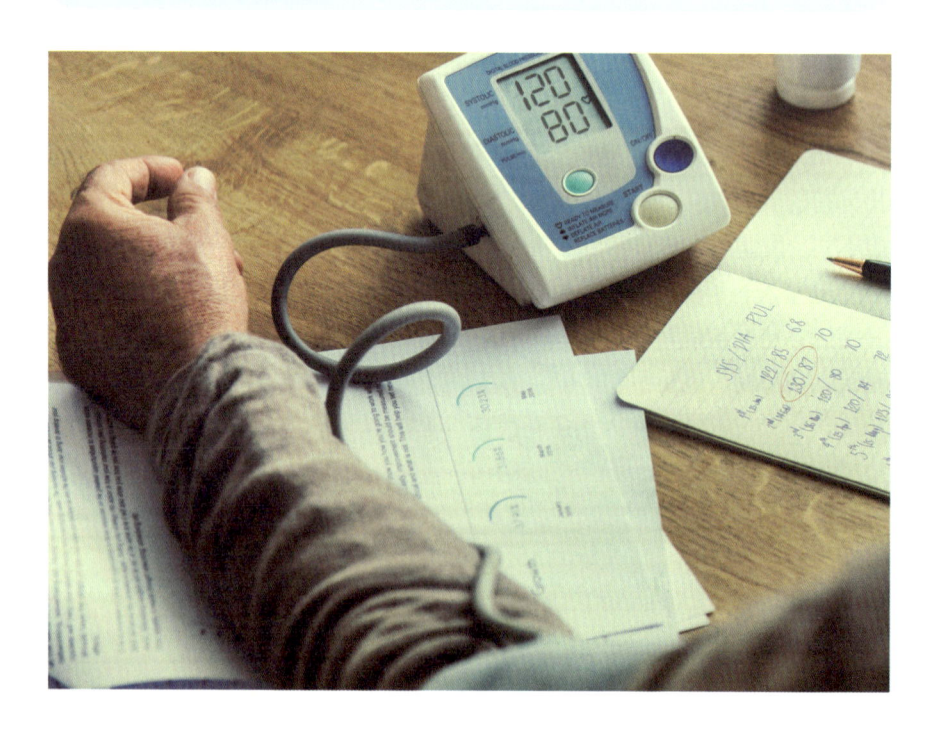

第五章 其他人群抑郁症居家疗法

如何摆脱老年抑郁症

心理测试

我们先来做一个小测试，简单地判断一下抑郁程度。

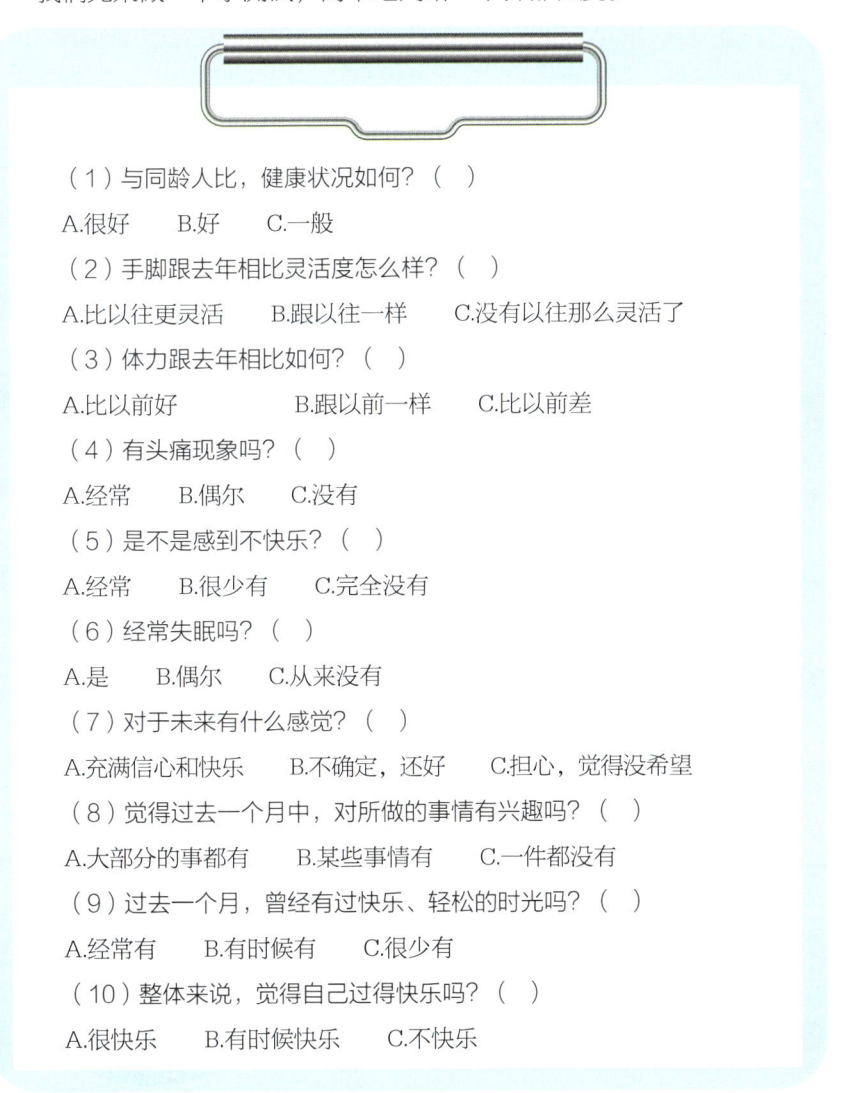

（1）与同龄人比，健康状况如何？（　）

A.很好　　B.好　　C.一般

（2）手脚跟去年相比灵活度怎么样？（　）

A.比以往更灵活　　B.跟以往一样　　C.没有以往那么灵活了

（3）体力跟去年相比如何？（　）

A.比以前好　　　　B.跟以前一样　　C.比以前差

（4）有头痛现象吗？（　）

A.经常　　B.偶尔　　C.没有

（5）是不是感到不快乐？（　）

A.经常　　B.很少　　C.完全没有

（6）经常失眠吗？（　）

A.是　　B.偶尔　　C.从来没有

（7）对于未来有什么感觉？（　）

A.充满信心和快乐　　B.不确定，还好　　C.担心，觉得没希望

（8）觉得过去一个月中，对所做的事情有兴趣吗？（　）

A.大部分的事都有　　B.某些事情有　　C.一件都没有

（9）过去一个月，曾经有过快乐、轻松的时光吗？（　）

A.经常有　　B.有时候有　　C.很少有

（10）整体来说，觉得自己过得快乐吗？（　）

A.很快乐　　B.有时候快乐　　C.不快乐

抑郁症居家疗法

自我评估

在以上的选项中，如果出现5个以上C，那么可能就患有老年抑郁症，请及时寻找专业医生就诊。

居家疗法

老年抑郁症并不是很严重的疾病，就把它当成身体生了一场可被治愈的"情绪病"。

运动疗法

运动疗法对老年抑郁症有着积极的影响，尤其是有着社交功能的集体健身锻炼形式。

广场舞、太极拳、瑜伽等集体健身锻炼可以降低抑郁症治愈患者的复发率，且已愈患者的身心功能、精神状态都能得到明显提高。

跑步、散步、登山等户外运动，可以欣赏旁边的花草树木，愉悦心情，忘掉烦恼，缓解压力，有助于睡眠。

建议进行中等强度运动，每天1次，优先选择快走、慢跑、游泳、爬坡、划船和功率自行车等有氧运动，能强化心、肺功能，让全身组织器官得到良好的氧气和营养供应，维持最佳的功能状况，以出汗为宜。一些患有慢性疾病的老年人应避免剧烈或长时间运动。太极、瑜伽等较为舒缓的运动对于老年抑郁同样有改善作用。

音乐疗法

音乐疗法指通过欣赏乐曲、演唱歌曲、演奏乐器等方法进行抑郁治疗，早在古希腊时期就被认为是一种治疗身心疾病的工具。在中世纪，音乐还被用于治疗精神疾病和战争创伤。音乐疗法的核心理念

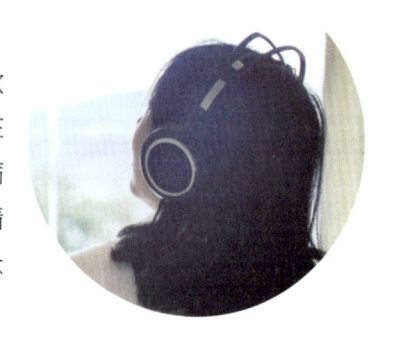

第五章 其他人群抑郁症居家疗法

是音乐对人的整体健康和幸福感具有积极影响,能够促进身心的平衡与康复。

经常放松心情,聆听音乐,让鼓膜、颅骨、胸腔、腹腔、皮肤以及一切器官都感受到音乐的能量,调节自主神经系统,影响心率、血压和呼吸等生理指标,舒缓各种情绪情感变化,产生联想,调节心智,缓解抑郁情绪。

通过选择不同的音乐元素,如节奏、音调和音色,专业的音乐疗法师还可以根据个体的需求来调整音乐,达到放松、镇静或激励的效果。

当我们听到悲伤的音乐时,可能会感到悲伤或共鸣;而欢快的音乐则会让我们感到愉悦和兴奋。音乐疗法可以利用这种情感共鸣的力量,帮助个体表达情绪、释放压力和紧张情绪,促进情感的平衡和调节。老年人进行音乐疗法的时候,可以多选择一些节奏明快、积极向上、催人奋进、勇往直前的曲目,以达到振奋精神的目的,有效缓解患者的抑郁、忧虑情绪。

有条件的老年人还可以自学二胡、葫芦丝等乐器,可以锻炼认知能力,延缓大脑衰老,预防手部肌肉萎缩和僵硬,带来愉悦感和满足感,有助于缓解焦虑和压力。还能结交志同道合的朋友,一起学习、交流和分享,有助于获得社交能力和社交满足感。

饮食疗法

临床研究表明,调整老年抑郁症的饮食对抑郁症的治疗有着良好的作用。

黄色食物:常见的黄色食物,比如玉米和香蕉等,是很好的垃圾清理剂,因为玉米和香蕉有强化消化系统与肝脏的功能,同时还能清除血液中的毒素。而且黄色食物能让人精神集中,这对于老年抑郁症的治疗有着很好的效果。

橙色食物:常见的橙色食物,如胡萝卜素是强力的抗氧化物质,减少空气污染对人体造成的伤害,并有抗衰老功效,而且有振奋精神的作用。

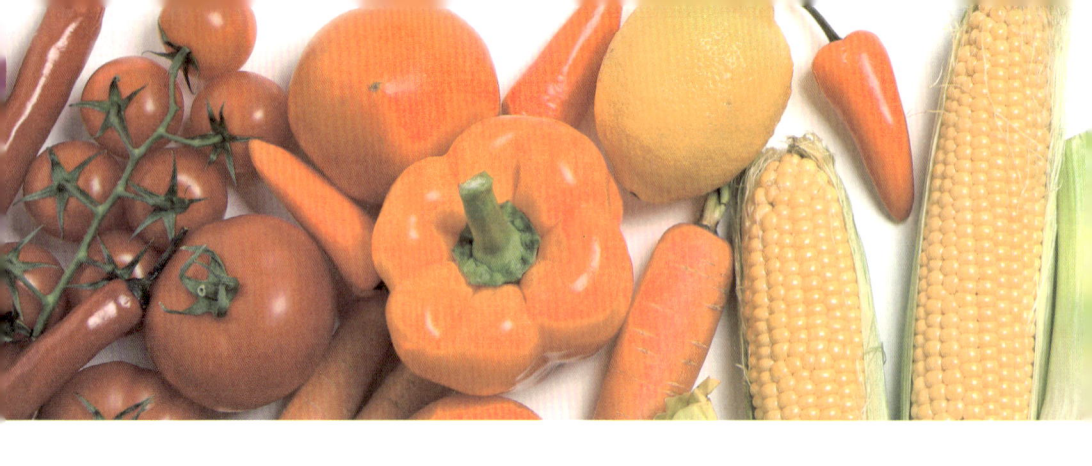

红色食物：红色蔬果中富含天然铁质，比如我们常吃的樱桃、大枣等，都是贫血患者的天然良药，也适合女性经期失血后的滋补。同时，这些食物都有助于减轻疲劳，并且有驱寒作用，可以令人精神抖擞，增强自信及意志力，使人充满力量。

油性鱼类：对于治疗心脏病大有好处，对脑部也益处多多。如沙丁鱼、青花鱼、鳟鱼、鲑鱼等中都含有丰富的Ω-3脂肪酸，对脑部和神经系统都有好处。

现在大多数人都减少摄取饱含脂肪的食物，以防止心脏病、脂肪肝之类的疾病，但这样也减少摄入了可以保护脑部的东西。这些天然的补脑食品，比市面上最有效的抗抑郁剂都要好得多。

鱼虾、贝类具有低脂肪和富含优质蛋白的优点，还含有丰富的不饱和脂肪酸，除了可改善抑郁症状，还有多方面的健康优势。

补充足量的维生素C：每日摄入200毫克的维生素C是必需的，可以帮助预防多种疾病。在服用维生素C的同时，最好再服用适量的维生素E。维生素E既可以抗衰老，增强人体中的抗氧化剂，又可以加强人体对病毒的抵抗能力。

补充B族维生素：维生素B_1、维生素B_{12}与精神健康息息相关。维生素B_1有助于改善精神状况，精神经常处于紧张状态的人尤其需要它。维生素B_{12}可以消除烦躁，帮助集中注意力和增强记忆力。曾有研究发现缺乏维生素B_{12}可能会增加人们发生抑郁症状的概率。日常生活中注意多食用富含B族维生素的食物，如香蕉、动物肝脏、酵母、麦芽等，其中酵母的B族维生素含量最高。此外，还可以服用B族维生素片，但是需要在医生的指导下，按照正规的疗程使用药物。

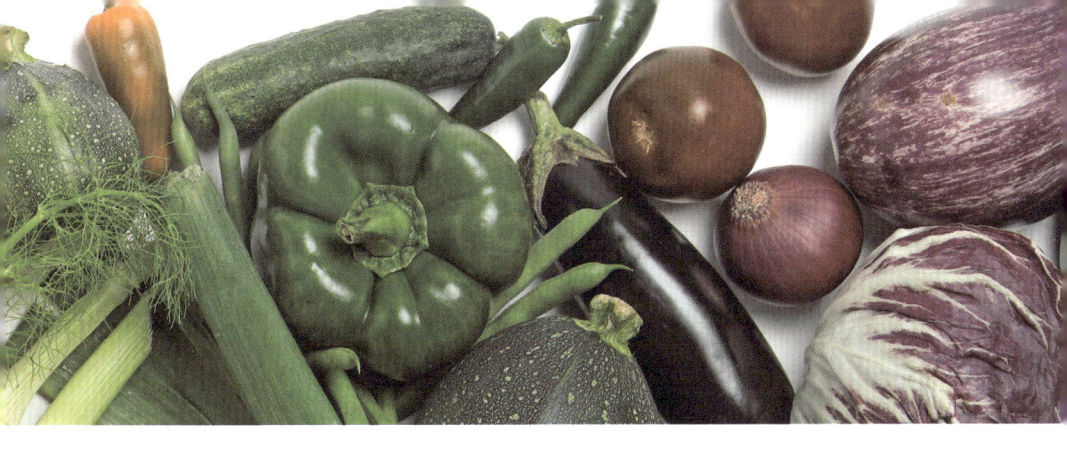

补充维生素D：维生素D能影响5-羟色胺的水平以及血清素途径，维生素D不足时会影响人们的心理健康状态。维生素D的来源一部分要靠日晒来合成，同时建议通过膳食补充剂来满足需求。

全谷物、粗杂粮：糙米、燕麦、小米、黑米、杂豆、红薯、南瓜、土豆、芋头等全谷物和粗杂粮不仅是膳食纤维和B族维生素的重要来源，还能帮助维持血糖平稳，改善5-羟色胺水平。

奶类：牛奶、奶酪、酸奶等奶类食物不仅能提供充足的优质蛋白和钙，还是维生素D少见的食物来源之一。同时，酸奶和奶酪等发酵奶制品还能提供一定的益生菌。

坚果：坚果能提供丰富的膳食纤维，部分坚果如核桃中还含有一定量的n-3系列多不饱和脂肪酸。

增强记忆力

嘈杂的环境、糟糕的长时间睡眠等都会影响记忆力。结合书写、绘画、朗读等形式加深记忆，保证充足的睡眠、规律的饮食和作息以及良好的情绪状态、适当的运动，都可以帮助改善记忆。鼓励老人有事可做，寻求成就感，可以有效减少抑郁情绪发生。

结伴旅游

与亲人或朋友常常结伴旅游，或者报名参加旅行团，结交新的朋友，扩展新视野，心情倍感舒畅，可以很好地改善老人的心境，大大降低孤独感。

尽量笑出来

开心的情绪能够传递，笑容可以降低老人的负罪感及心理落差，带给老人乐观的精神状态，形成良好的情绪反应。

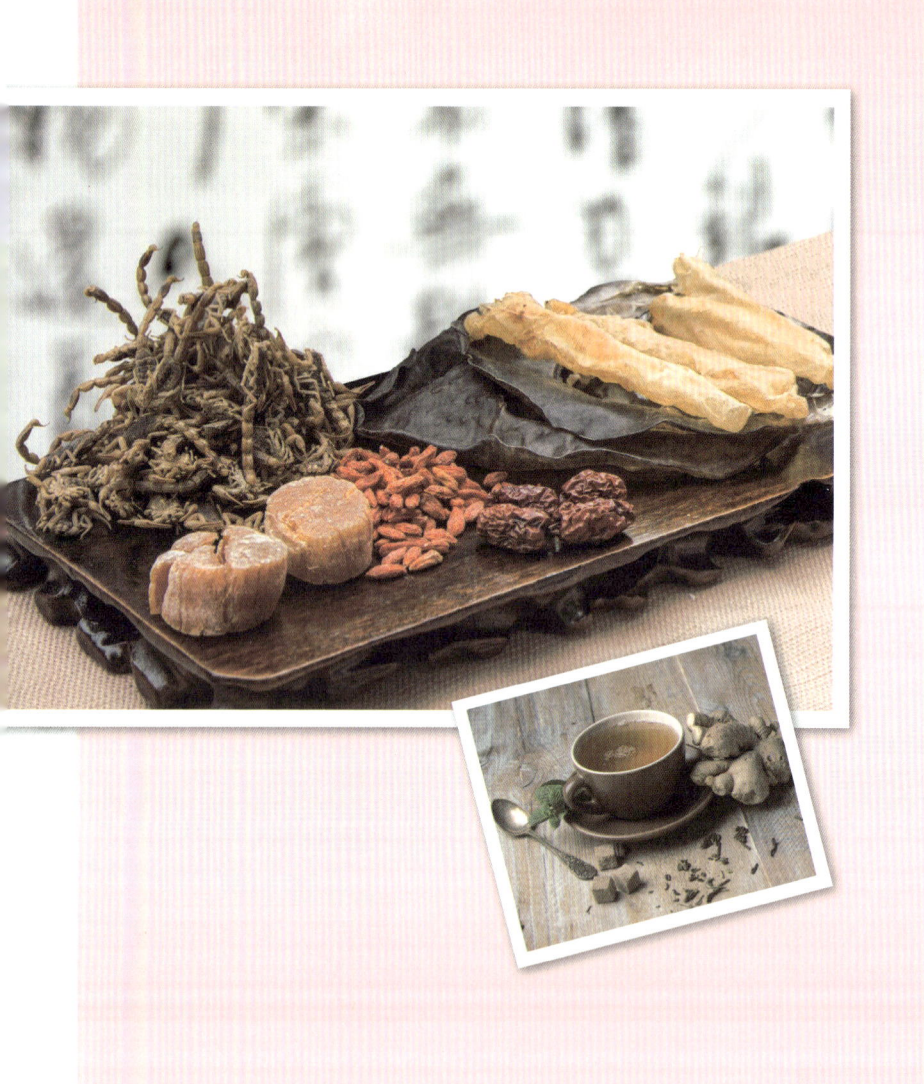

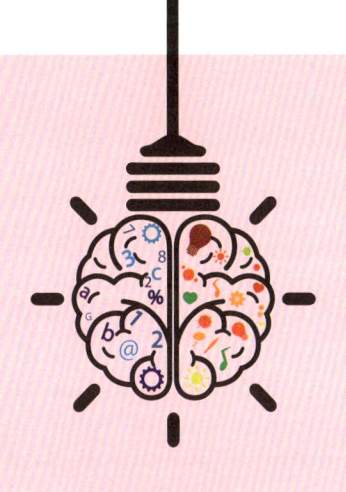

第六章
抗抑郁中药方

中药方是中医学的精髓，蕴含着深厚的中医药知识，可根据临床情况辨证加减药方。这些经典抗抑郁药方不但能改善体质、增强抵抗力，还能安神、理气、解郁，对缓解抑郁症有不错的效果。但要注意的是，本篇中药方及药材使用仅作推荐，具体服用中药方需遵医嘱。

抑郁症居家疗法

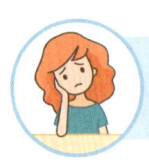

抗抑郁中药方

抑郁症在中医学属"抑郁""郁证""怔忡"等范畴，认为与心、肝、脾、肾脏腑亏虚、功能失调有关。"愁忧者，气闭塞，而不行"表达的是气机不畅，"思则心有所存，神有所归，正气留而不行，故气结"提出了引起机体气机失调的重要原因是情志因素。其中又以肝郁气滞、肝郁脾虚、肝郁痰阻、心脾两虚4种证型最为常见。

这些抗抑郁经典中药方均历史悠久，且有相关疾病治疗的案例，积累了大量丰富、宝贵的诊疗经验。

归脾汤

属于中医药经典名方，出自宋·严用和《济生方》。明代的薛立斋将当归、远志加入原药方中，形成了现代临床常用的归脾汤药方。心脾两虚是抑郁症中后期常见的证型。抑郁症患者长期情志失调，肝郁气滞，易郁逆克脾，肝失条达，横犯脾土，脾伤则食少纳呆，生化之源不足，营血亏虚，导致心神失养、神无所主，最终形成心脾两虚。

功效： 可以养血安神、补心益脾。适用于心脾两虚、气血不足之证。
症状： 思维迟缓，精神委顿，失眠健忘，眩晕，心悸，怔忡，不思饮食，倦怠，消瘦等。
药方： 白术9克，茯神9克，黄芪12克，龙眼肉12克，酸枣仁12克，人参6克，木香6克，炙甘草6克，当归9克，远志6克，生姜6克，大枣3枚。
服用： 用水220毫升，煎至180毫升，空腹时服。

第六章 抗抑郁中药方

地黄饮子

出自《圣济总录》，常用于中风后抑郁的治疗。中风后，由于风、瘀、痰、火交搏郁结致使气血瘀滞不畅，加上情志不畅，肝气失其条达，气机失调，郁而不舒。中风后抑郁既有中风痰、瘀交阻经络的特点，又有郁病心肝受损、情志不舒、气机不畅的特点。

功效： 可以滋补肾阴、温养肾阳、滋阴敛液、交通心肾、化痰开窍等。适用于下元虚衰、痰浊上泛之喑痱证。

症状： 舌强不能言，足废不能用，口干不欲饮，足冷面赤，脉沉细弱。

药方： 生地黄12克，巴戟天15克，山茱萸15克，肉苁蓉15克，石斛15克，五味子10克，肉桂6克，石菖蒲10克，远志10克，附子10克，白茯苓10克，麦冬10克。

服用： 用水220毫升，煎至180毫升，空腹时服。

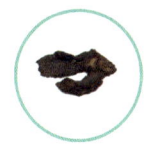

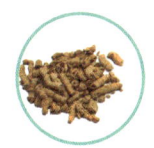

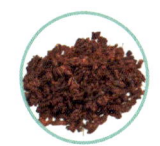

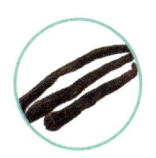

加味百合地黄汤

抑郁症与中医的"百合病"大致相似，平素多性格懦弱，境遇不佳，不能自释，神思过度而耗伤气阴。本方是在中医郁证经典方百合地黄汤（出自张仲景《金匮要略》）的基础上加味而成。

功效： 主治气阴两虚、虚火内扰，也适用于中风后抑郁症。可以滋阴生津、润肺益气、养心除烦、清热凉血。

症状： 气阴两虚，虚火内扰，百脉失养，导致精神恍惚、心悸、不

抑郁症居家疗法

寐、饮食不佳、乏力等。

药方： 百合地黄汤方由百合7枚、生地黄汁1000毫升组成。

若阴虚火旺，则加滑石、牡丹皮、知母等，以滋阴清热；

若气阴两虚，则加黄芪、党参等，以补气养阴；

若肝气郁结，则加柴胡、白芍等，以疏肝理气；

若痰火盛者，则加胆南星、礞石、半夏等，以清热祛痰。

服用： 水煎，早晚温服。

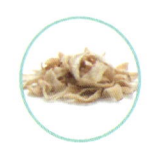

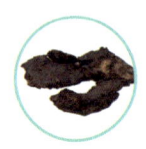

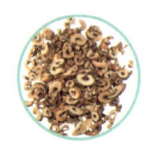

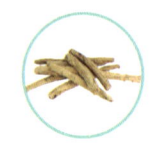

二仙汤

出自《中医方剂临床手册》。"年过四十，阴气自半"，更年期后，肾气逐渐衰退，脏腑功能也随之降低，若阳气充实、心肾相交则精神旺盛，气机畅达，可缓解郁证。

功效： 可以温肾阳、补肾精、泻肾火、调冲任。适用于更年期综合征、高血压、闭经等症。

症状： 头目昏眩、胸闷心烦、少寐多梦、焦虑抑郁、烘热汗出、腰酸膝软等肾阴阳两虚、虚火上扰之症。

药方： 仙茅9克，淫羊藿9克，巴戟天9克，当归9克，黄柏、知母各6克。

服用： 每日1剂，水煎分2次服。

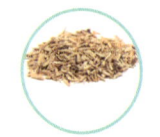

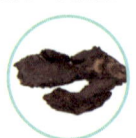

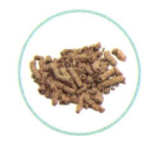

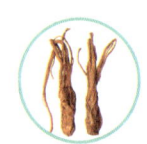

第六章 抗抑郁中药方

小建中汤

出自《伤寒论》。若长期肝郁不解、情怀不畅，肝失疏泄，可引起五脏气血失调。肝气郁结，横逆乘土，则出现肝脾失和之证。

功效： 可以温中补虚，和里缓急。主治中焦虚寒、肝脾不和引起的郁证。

症状： 腹中拘急疼痛，喜温喜按，神疲乏力，虚怯少气；心中悸动，虚烦不宁，面色无华；四肢酸楚，手足烦热，咽干口燥；舌淡苔白，脉细弦。

药方： 饴糖30克，桂枝9克，白芍18克，生姜9克，大枣6枚，炙甘草6克。

服用： 药材水煎取汁，加入饴糖，文火加热溶化，分2次温服。

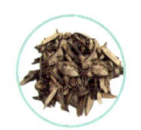

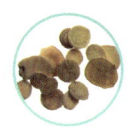

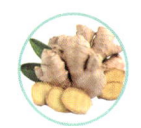

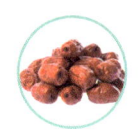

血府逐瘀汤

出自《医林改错》，是治疗瘀血证的名方之一。

功效： 可以活血化瘀、行气止痛。适用于胸中血瘀证。

症状： 胸痛，头痛，日久不愈，痛如针刺而有定处；呃逆日久不止，饮水即呛，干呕；心悸怔忡，失眠多梦，急躁易怒，夜间潮热，唇黯或两目黯黑，舌质黯红；舌有瘀斑、瘀点，脉涩或弦紧。

药方： 桃仁12克，红花、当归、生地黄、牛膝草各9克，川芎、桔梗各4.5克，赤芍、枳壳、甘草各6克，柴胡3克。

抑郁症居家疗法

服用： 用水220毫升，煎至180毫升，空腹时服。

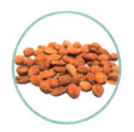

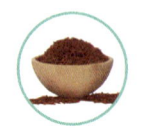

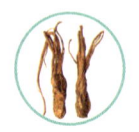

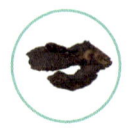

半夏厚朴汤

气机不畅是郁证的主要病机，可以引起血瘀、痰蕴、气虚等痰气郁结证。多因情志异常，气机郁结，气郁则津液停聚而成痰，痰凝气滞多搏结于咽喉，也就是《金匮要略》中所论述的"梅核气"。

功效： 行气散结，降逆化痰。主治七情郁结、痰涎凝聚之梅核气。
症状： 咽中如有物阻，咯吐不出、吞咽不下，胸胁闷，或咳或呕等。
药方： 半夏12克，厚朴9克，生姜15克，苏叶6克。
服用： 按原方比例酌情增减药量，水煎服。

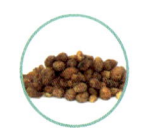

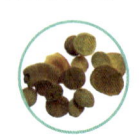

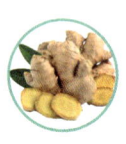

四逆散

出自《伤寒论》。方中取柴胡入肝胆经，升发阳气，疏肝解郁，透邪外出，为君药。白芍敛阴养血柔肝为臣，与柴胡合用，以补养肝血，条达肝气，可使柴胡升散而无耗伤阴血之弊。佐以枳实理气解郁，泄热破结，与白芍相配，又能理气和血，使气血调和。使以甘草；调和诸药，益脾和中。肝阴虚或中气虚寒者亦不宜用。

第六章 抗抑郁中药方

功效： 本方为和解剂，具有透邪解郁、疏肝理气之功效。
症状： 主治阳郁厥逆证、肝脾气郁证等。
药方： 枳实、柴胡、炙甘草各6克，芍药9克。
服用： 以上四味，研成末，过筛，开水服方寸匕，每日3服。现代用法：水煎服。

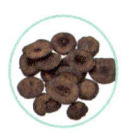

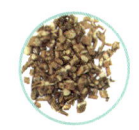

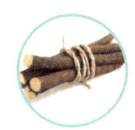

救肝开郁汤

出自清代陈士铎《石室秘录》，主要治疗气郁。

功效： 滋阴养血、疏肝开郁、化痰安神、和中健脾。适用于肝郁脾虚的抑郁症。
症状： 心情抑郁，头晕目眩，心悸易惊，夜寐多梦，失眠，胁肋胀痛，咳痰色白，恶心欲吐，不思饮食，嗳气，或周身窜痛等。
药方： 白芍60克，柴胡3克，甘草3克，白芥子9克，白术15克，当归15克，陈皮6克，茯苓15克。
服用： 用水浸泡半小时后大火煮开，再小火煎煮20分钟即为头煎药，再如法煎煮为二煎药，将头煎、二煎混合，分2~3次饭后30分钟温热服，每日1剂。

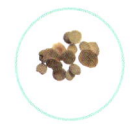

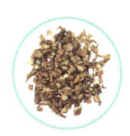

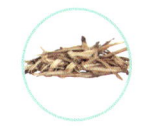

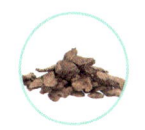

抑郁症居家疗法

清脑安神汤

黄芩、苦参、葛根可以清热生津；柴胡、薄荷、郁金可以疏肝解郁；合欢皮、酸枣仁、远志能够养心安神；茯苓、薏苡仁能健脾化痰。诸药合用，可使肝气得疏、郁热得除、痰湿得化、心神得养。

功效： 疏肝解郁，宁心安神，健脾化痰，清热解毒。适用于肝郁化火的抑郁症和焦虑症。

症状： 失眠、心悸等。

药方： 炒酸枣仁30克，茯苓、薏苡仁、葛根各20克，苦参、远志、合欢皮各15克，防风12克，柴胡10克，薄荷、郁金各8克，黄芩、生甘草各6克。

服用： 每日1剂，水煎，饭前服，每日3次。

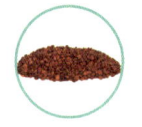

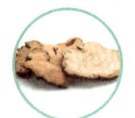

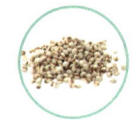

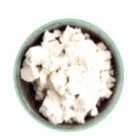

大枣甘麦汤

出自张仲景《金匮要略》。组方中甘草泻心火，和胃而为君；小麦味甘，微寒，入心，养心除烦为臣；大枣补脾益气，甘润缓急为佐。组方所选药物性味平和，寒温配伍得当，不温不燥，共成安神解郁、养心除烦之剂。

功效： 具有养心安神、补脾和中的功效。主治因情志忧郁或思虑过度，肝郁化火伤阴，致内脏阴液不足而发的脏燥。

药方： 炙甘草12克，小麦18克，大枣9枚。

服用： 上3味加水适量，水煎，早晚温服。

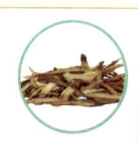

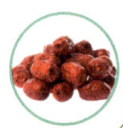

第六章 抗抑郁中药方

柴胡疏肝散

出自张景岳所著《景岳全书·古方八阵·散阵》。常用于治疗情志不舒、郁怒忧思等肝郁型抑郁症。

功效： 具有疏肝理气、和血止痛的功效。服后肝气条达，血脉通畅，痛止而诸症除。

症状： 适用于肝气郁滞证，胁肋疼痛，胸闷，易怒，或嗳气，脘腹胀满。

药方： 陈皮（醋炒）6克，柴胡6克，川芎4.5克，枳壳（麸炒）4.5克，白芍4.5克，香附4.5克，甘草（炙）1.5克。

服用： 用水220毫升，煎至180毫升，空腹时服。

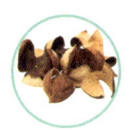

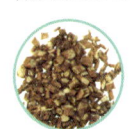

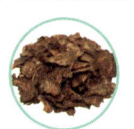

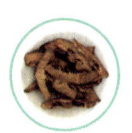

逍遥散

出自《太平惠民和剂局方》。可使肝郁得疏、血虚得养、脾弱得复，气血兼顾，肝脾同调。

功效： 具有疏肝解郁、养血健脾的功效。

症状： 适用于肝郁血虚脾弱证。两胁作痛，头痛目眩，口燥咽干，神疲食少，或月经不调，乳房胀痛，脉弦而虚者。

药方： 甘草4.5克，当归9克，茯苓9克，白芍9克，白术9克，柴胡9克。

服用： 上药加生姜3片、薄荷6克，水煎服。

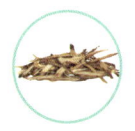

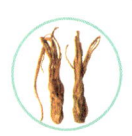

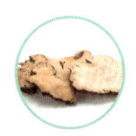

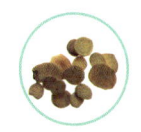

抑郁症居家疗法

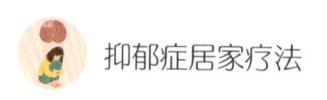

丹栀逍遥散

出自宋·陈自明《校注妇人良方》。可以肝郁得疏、脾运得健、郁热得清，郁证自除。

功效： 具有养血健脾、疏肝清热的功效。
症状： 适用于肝郁血虚生热证。烦躁易怒，或头痛目涩，颊赤口干，月经不调，少腹胀满，或小便涩痛，舌红、苔薄黄，脉弦虚数。
药方： 炙甘草3克，炒当归6克，芍药（酒炒）6克，茯苓6克，炒白术6克，柴胡6克，牡丹皮3克，炒栀子3克。
服用： 用水220毫升，煎至180毫升，空腹时服。

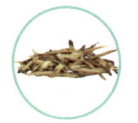

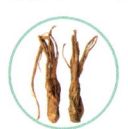

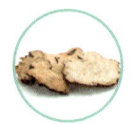

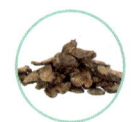

越鞠丸

出自《丹溪心法》卷三："越鞠丸，解诸郁。又名芎术丸。"越鞠丸为通治六郁之代表方，但以行气开郁、疏肝理脾而治气郁为主。"六郁"指气、血、痰、火、湿、食，气郁而湿滞，湿滞而成热，热郁而成痰，痰滞而血不行，血滞而食不化，而成湿郁、热郁、痰郁、血郁、食郁。气郁为要，气机不畅是郁证之根本。

功效： 具有行气解郁的功效。
症状： 胸膈痞闷，脘腹胀满，嗳腐吞酸，恶心呕吐，饮食不消。
药方： 苍术10克，香附10克，川芎10克，神曲10克，栀子10克。
服用： 水丸，每次6~9克，温开水送服。亦可按原方比例作汤剂煎服。

第六章 抗抑郁中药方

解郁丸

由杨毓舒先生精心研制而成，是我国独家首研的抗抑郁症纯中药制剂。全方以调为主、以补为辅，调补结合，标本兼治，诸药合用可以疏肝解郁、养心安神。

功效： 具有疏肝解郁、养心安神的功效。适用于肝郁气滞、心神不安证。
症状： 胸肋胀满，郁闷不舒，心烦心悸，易怒，失眠多梦。
药方： 以经典名方"逍遥散"及"甘麦大枣汤"为基础，主要由白芍、柴胡、当归、郁金、茯苓、百合、合欢皮、甘草、小麦、大枣组成。
服用： 丸剂，口服，每次4克，每日3次。亦可作煎剂，用水220毫升，煎至180毫升，空腹时服。

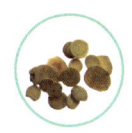

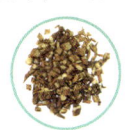

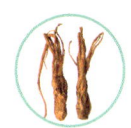

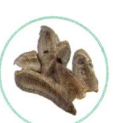

枳实薤白桂枝汤

出自张仲景《金匮要略》。方中瓜蒌甘寒，涤痰散结，理气宽胸；薤白辛温，通阳散结，化痰散寒，二药共为君药。臣以枳实下气破结，化痰消痞；厚朴燥湿化痰，下气除满。佐以桂枝通阳散寒，降逆平冲。诸药配伍，使胸阳振、痰浊降、阴寒消、气机畅，则胸痹、气逆上冲诸证可除。

功效： 通阳散结、祛痰下气。主治胸阳不振、痰气互结者。
症状： 胸满而痛、胸痛彻背、喘息咳唾、短气、气从胁下上抢心、

137

抑郁症居家疗法

舌苔白腻等。
药方： 枳实、厚朴、瓜蒌各12克，薤白9克，桂枝6克。
服用： 以水5升，先煮枳实、厚朴，取2升，去滓，加入诸药，煮数沸，分3次温服。

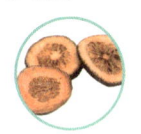

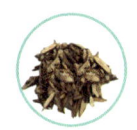

朱砂安神丸

出自《医学发明》。方中重用朱砂，既能安心神，又能清心火，为君药。黄连苦寒泻火、清心除烦，为臣药，两药配伍，共具泻火清热除烦、重镇以安神志之功。当归、生地养血滋阴，补充被耗伤之阴血，为佐药。甘草安中护胃、调和诸药，是为佐使之用。诸药合用，标本兼顾，使心火下降，阴血上承，神志安宁。

功效： 镇心安神，清热养血。
症状： 心火偏亢、阴血不足证。心烦神乱，失眠健忘，多梦惊悸，胸中自觉懊恼，神志恍惚等。
药方： 朱砂15克，炙甘草16克，黄连、生地各8克，当归8克。
服用： 上药研末，炼蜜为丸，每次6~9克，临睡前温开水送服。

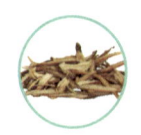

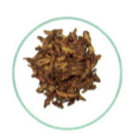

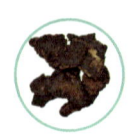

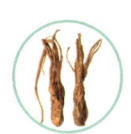

第六章 抗抑郁中药方

天王补心丹

出自《校注妇人良方》。方中重用生地黄滋阴养血，为君药。天冬、麦冬滋阴清热；酸枣仁、柏子仁养心安神；当归补血润燥，共为臣药。人参补气，且又宁心益智；五味子收敛心气安心神；茯苓、远志养心安神；玄参滋阴降火；丹参清心活血；朱砂镇心安神、兼治其标，共为佐药。桔梗为使药，与丹参相伍，又可行气血。综合全方，可滋阴养血、补心安神、降火。

功效： 滋阴养血，补心安神。
症状： 阴亏血少，虚烦少寐，心悸神疲，神经衰弱、精神分裂、梦遗健忘，大便干结，口舌生疮等。
药方： 生地120克，当归、天门冬、麦门冬、柏子仁、酸枣仁、五味子各60克，人参、玄参、丹参、白茯苓、远志、桔梗各15克。
服用： 上药研末，炼蜜为小丸，朱砂为衣，每服9克，温水送下。

酸枣仁汤

出自《圣济总录》。方中重用酸枣仁，是以养肝血、安心神，为君药。佐以川芎调养肝血；茯苓宁心安神；知母补不足之阴，清内火，具有滋清煎备之功。甘草清热，调和诸药，是为佐使之用。诸药配伍，共收养血安神、清热除烦之效。

功效： 养血安神，清热除烦。
症状： 虚劳虚烦不得眠，心悸盗汗，头晕目眩，咽干口燥，脉细弦等。
药方： 酸枣仁15克，甘草3克，知母、茯苓各10克，川芎5克。
服用： 上五味，以水8升，煮酸枣仁取6升，加入诸药，煮取3升，分3次温服。现代的用法是，可以用水煎后，分3次温服。

抑郁症居家疗法

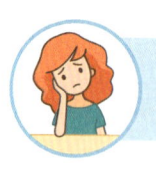

抗抑郁常用中药材

中药材品种众多，每一种药物都有一定的适用范围，不同的病症需要选用不同的中药来配伍治疗。抑郁症在中医上也有不同的病机所致，因此要对症使用。

理气行气类药材

常用于肝气郁结症，可治疗"气滞""郁滞"，可以疏通气机、消除气滞、平降气逆。味多辛、苦，性温，气味芳香，具有理气健脾、疏肝解郁、行气止痛、破气散结等功效。

理气药多辛温燥散，易耗气伤阴，气虚阴亏者不宜多用。常用理气药材有枳实、枳壳、青皮、佛手、大腹皮、薤白、香附、川楝子、乌药、降香、柿蒂等。

枳实——理气散结

枳实苦而微寒，归脾、胃、大肠经。苦泄力大，行气力强，故枳实为破气之药，性沉降而下行，理气除痞，除胸腹痞满，兼能化痰以开痹、消积以导滞，实乃破气结之峻剂，为治痞满、导积滞之要药。

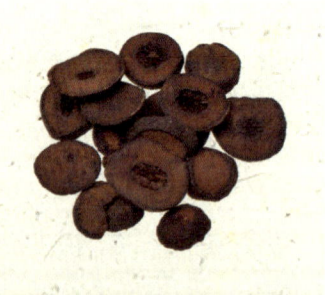

性味归经： 味苦、辛，性微寒；归脾、胃、大肠经。
主要功效： 破气消积，化痰散痞。
使用剂量： 3~10克。

第六章 抗抑郁中药方

常用配伍：

配伍山楂，用于破气消积、积滞内停、痞满胀痛。

配伍竹茹，能清胆胃之热、和胃止呕、宁神开郁。

配伍番泻叶、大黄等，能润肠通便，治疗便秘。

配伍白术、橘皮等，能健脾化痰，治疗脾虚气滞。

配伍薤白，有通阳散结、行气除痞之功效，用于治疗胸阳不振而气滞所引起之胸闷而痛。

药膳方：

枳实山楂粥

原料：枳实5克，山楂10克，粳米50克。

做法：将各材料洗净，一同放入锅中，加适量水炖煮，粥熟香稠即可。

功效：枳实破积滞；山楂性温而能消积滞，缓和枳实寒性。两药搭配，能增强消积化滞之功，同时还能健脾开胃。

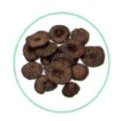

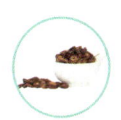

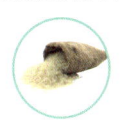

消食饮

原料：枳实5克，番泻叶5克。

做法：将各材料洗净，一同放入杯中，用沸水冲泡，加盖闷10分钟即可。

功效：枳实善破气；番泻叶善泻热消积。二者搭配泡茶，可增强行气消积、通便的作用，消除腹胀、便秘。

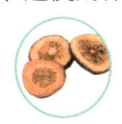

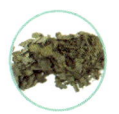

抑郁症居家疗法

陈皮——理气调中

陈皮为芸香科植物橘及其栽培变种的干燥成熟果皮，"同补药则补，同泻药则泻，同升药则升，同降药则降"。

陈皮味辛、苦而性温，气芳香而入肺脾。其辛散行气滞，苦温而燥湿，对湿邪困脾、痰多咳嗽有奇功。

性味归经： 味辛、苦，性温；归脾、肺经。
主要功效： 理气健脾，燥湿化痰。
使用剂量： 3～9克。
常用配伍： 配伍白术，既能增强健脾理气的作用，还可使补而不滞，防止气壅作胀。

配伍苍术、厚朴等，用于中焦寒湿脾胃气滞者，脘腹胀痛、恶心呕吐、泄泻。

配伍山楂、神曲等，用于食积气滞、脘腹胀痛者。

配伍枳实、生姜等，用于胸痹、胸中气塞短气者。

配伍半夏、茯苓，能理气、健脾、化痰。

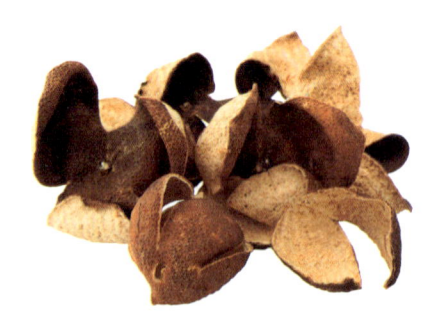

第六章 抗抑郁中药方

厚朴——下气和中

厚朴为木兰科植物厚朴或凹叶厚朴的干燥干皮、根皮及枝皮。4-6月剥取,根皮和枝皮直接阴干;干皮置沸水中微煮后,堆置阴湿处,"发汗"至内表面变紫褐色或棕褐色时,蒸软,取出,卷成筒状,干燥。本品辛苦温燥,虽可以下气和中,但易耗气伤津,故气虚津亏者及孕妇当慎用。

性味归经: 味苦、辛,性温;归脾、胃、肺、大肠经。
主要功效: 燥湿消痰,下气除满。用于湿滞伤中,脘痞吐泻,食积气滞,湿阻中焦,腹胀便秘,痰饮喘咳,痰壅气逆。
使用剂量: 3～10克。
常用配伍: 配伍大黄、枳实,可用于腹满而大便秘结。
配伍紫苏子、陈皮、半夏等,可用于治疗痰饮阻肺、肺气不降、咳喘胸闷。
配伍大黄、芒硝、枳实,可用于热结便秘,以达峻下热结、消积导滞之效。

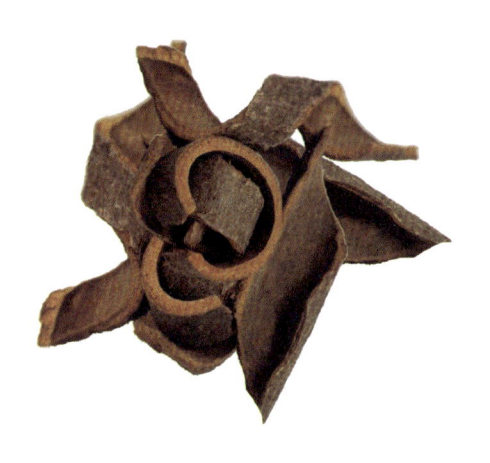

抑郁症居家疗法

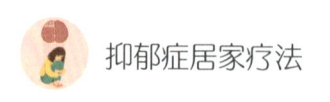

香附——疏肝理气止痛

香附为莎草科莎草属植物莎草的干燥根茎。秋季采挖，燎去毛须，置沸水中略煮或蒸透后晒干，或燎后直接晒干。香附既能入气分以疏肝理气，为治胁痛、肝胃不和之要药，还能入血分而活血调经，为治月经不调、经行腹痛之上品。气虚无滞、阴虚、血热者慎服。

性味归经： 味辛、甘、微苦，性平；归肝、脾、三焦经。
主要功效： 理气解郁，止痛调经，理气宽中。主治肝郁气滞、胁肋胀痛、乳房胀痛、疝气疼痛、月经不调、脘腹痞满疼痛、嗳气吞酸、呕恶、经行腹痛等。
使用剂量： 6～9克。
常用配伍： 配伍柴胡，善理气解郁，可增强调理肝气之力，舒缓肝郁气滞引起的胸胁、乳房胀痛。

配伍白芍，有疏肝、养阴、理气、止痛之功效，用于治疗肝郁血虚之月经不调、经行腹痛者。

配伍木香，有疏肝调中、理气止痛之功效，用于治疗肝郁气滞之胸胁、胃脘疼痛等症。

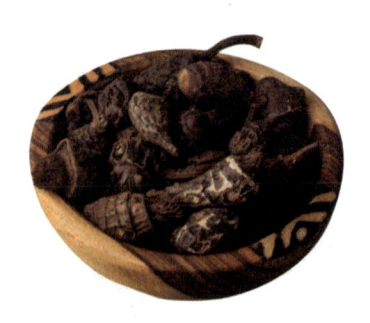

第六章 抗抑郁中药方

息风安神类药材

息风安神类药材具有镇静催眠、抗焦虑、改善睡眠质量、增强记忆力、提高注意力等功效与作用，可用于失眠症、狂躁症等病症，可能会降低交感神经的兴奋度，从而起到安神的功效，可适当调节睡眠质量。常用息风安神类药材有莲子、天麻、酸枣仁、罗布麻、五味子、石菖蒲、合欢、珍珠、夜交藤、远志等。

莲子——养心安神

莲子为睡莲科植物莲的干燥成熟种子。秋季果实成熟时，割下莲房，取出果实，晒干。

经常食用莲子能让人心气足，能够收敛血液、养心宁神。大便秘结者忌用。

性味归经： 味甘、涩，性平；归脾、肾、心经。

主要功效： 莲子有益肾固精止带、补脾止泻、养心安神的功效，可用治久泻、遗精、崩漏、带下、心悸、心慌不能自主、虚烦失眠等。

使用剂量： 6~15克，用时去心打碎。

常用配伍： 配伍芡实，可养心健脾、补脾固肾、固精止泻。
配伍龙眼肉、大枣、枸杞、银耳，一起煲汤喝，有健脾养心、宁心安神的作用。
配伍百合，可养阴润肺、清心安神，用于治疗阴虚燥咳、劳嗽咯血、虚烦惊悸等症。

抑郁症居家疗法

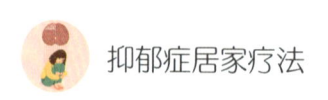

天麻——平肝息风

本品为兰科植物天麻的干燥块茎。立冬后至次年清明前采挖，立即洗净，蒸透，敞开低温干燥。天麻味甘质润，性微寒，入肝经，对于肝火上炎所致的头痛眩晕有一定疗效，而焦虑症和抑郁症常伴发头晕目眩的症状，故天麻可起到平肝息风的作用。血虚无风、口干便闭者慎用，偶有过敏反应及中毒发生。

性味归经： 味甘，性平；归肝经。

主要功效： 平肝息风、止痉，主要用于治疗轻型破伤风、肢体麻木、头痛眩晕、神经衰弱、面肌痉挛、高脂血症等疾病。

使用剂量： 3～9克。

常用配伍： 配伍红枣，具有平肝息风、补气养血等功效，可以起到补益气血的作用。

配伍枸杞，可以补益肝肾，有助于改善肝肾阴虚引起的腰膝酸软、头晕、目眩等症状。

配伍川芎，具有活血行气、祛风止痛等功效，有助于改善气血瘀滞引起的胸痹心痛、头痛等不适症状。

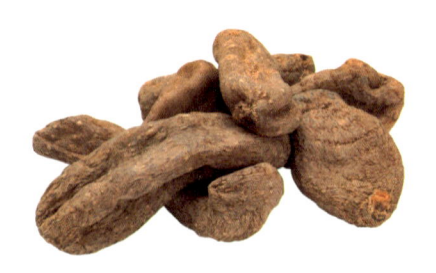

第六章 抗抑郁中药方

酸枣仁——养心益肝

本品为鼠李科植物酸枣的干燥成熟种子。秋末冬初采收成熟果实，除去果肉及核壳，收集种子，晒干。本品具有催眠、抗惊厥、镇痛、降温、降血压等作用，治疗更年期综合征、不射精症、皮肤瘙痒症等效果不错。可偶发过敏反应，实邪郁火及肾虚滑泄梦遗者慎服。

性味归经： 味甘、酸，性平；归肝、胆、心经。
主要功效： 有养心益肝、安神、敛汗、生津、镇静的功效，主治虚烦不眠、惊悸多梦、体虚多汗、伤津口渴、健忘多梦、眩晕等症。
使用剂量： 9～15克。
常用配伍： 配伍柏子仁，可以补肝养心，适用于心肝血虚怔忡、失眠、便秘等情况。

配伍五味子，可宁心安神、敛气生津、补益心神，常用于治疗心悸、虚烦、失眠等。

配伍龙眼肉，补阴血而宁心安神，补脾养心而益智，能增强补益心脾、安神益智之力，适用于心悸、健忘、怔忡、多梦易惊等症状。

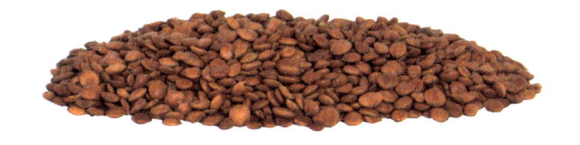

抑郁症居家疗法

罗布麻——强心清热

本品为夹竹桃科植物罗布麻的叶。夏季采收,除去杂质,干燥。罗布麻叶中含有黄酮类化合物,具有降血压、抗氧化、抗抑郁、抗焦虑等作用,也能降低胆固醇,还具有抗肿瘤、抗炎、保护肝脏等作用。脾虚慢惊者慎用,不宜过量或长期服用。

性味归经: 味甘、苦,性凉;归肝经。
主要功效: 具有强心、清火、降压、利尿、降血糖、平抑肝阳等功效,主治肝阳眩晕、心悸失眠、浮肿尿少、高血压、神经衰弱、肾炎浮肿、神经衰弱、肝炎腹胀、肾炎水肿等症。
使用剂量: 6～12克。
常用配伍: 与牡蛎、石决明、代赭石等配伍,可治疗肝阳上亢之证。配伍钩藤、夏枯草、野菊花等,可治疗肝火上攻之证。配伍龙骨、磁石、远志等,可治疗心悸、失眠。

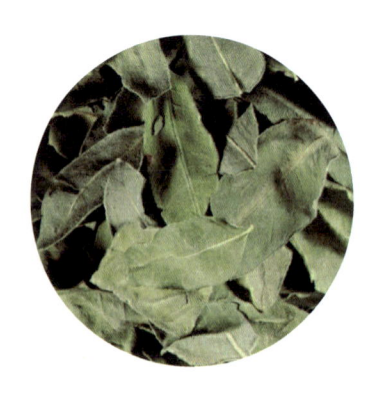

第六章 抗抑郁中药方

补气类药材

补气类药材通常指治疗气虚病症的药物，具有补肺气、益脾气的功效，适用于肺气虚及脾气虚等病症。但若应用不当，有时也会引起胸闷腹胀、食欲减退等症，因此使用时要谨慎。常用补气类药材有人参、黄芪、白术、红景天、甘草、小麦等。

人参——补气佳品

人参为五加科植物人参的干燥根，被人们称为"百草之王"，是闻名遐迩的"东北三宝"之一。人参品类众多，但唯独产自长白山者被视为珍品，驰名中外，是上补之品。

性味归经： 味甘、微苦，性微温；归脾、肺经。
主要功效： 具有大补元气、补肺益脾、生津止渴、安神益智的功效。用于体虚休克、脾虚食少、肺虚咳喘、津伤口渴、久病虚弱、惊悸失眠、阳痿、宫冷等气血津液不足之病症。
使用剂量： 3~9克。
常用配伍： 配伍黄芪，可以补脾益肺、健脾补中、升阳举陷，对脾气虚、肺气虚等病症有一定的治疗作用。
配伍白术，具有补气健脾、燥湿利水的作用，对气短乏力、食欲不振、腹胀等症状有不错效果。
配伍红枣，有养血安神、补中益气、健脾养胃的功效，对气血不足、脾胃不和、体弱乏力、心悸气短等症有效。

抑郁症居家疗法

黄芪——益气开郁

本品为豆科植物蒙古黄芪或膜荚黄芪的干燥根。春秋两季采挖，除去须根及根头，晒干。

黄芪有增强机体免疫功能、保肝、利尿、抗衰老、抗应激、降压等作用。内有积滞、疮疡者不宜用。

性味归经： 味甘，性微温；归肺、脾、肝、肾经。

主要功效： 具有益气固表、利水消肿、托毒排脓、敛疮生肌的功效。可以用治脾胃气虚、气短头晕、反复感冒、水肿、小便不利等。

使用剂量： 6～30克。

常用配伍： 配伍防风，可使补气、固表之功增强，体弱自汗的患者可坚持使用二者煎药茶饮用，简便有效。

配伍白术，常用于治疗腹胀、便秘、乏力、消化不良等脾胃虚弱症状。

配伍党参，可以补肺脾之气，固表止汗，治疗脾气虚弱、倦怠乏力等症。

配伍当归，可以补气养血、固本培元、润肠通便，用于治疗气血两虚引起的体倦乏力、身体酸软等症。

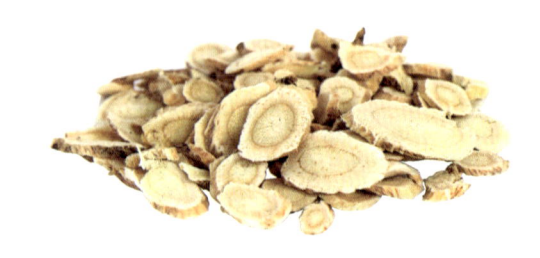

第六章 抗抑郁中药方

白术——补气健脾开郁

白术是菊科多年生草本植物白术的干燥根茎，具有多项药用功能，始载于《神农本草经》。它是一味培补脾胃的药物，补气的作用较弱，但苦温燥湿，能补脾阳。白术性偏温燥，热病伤津及阴虚燥渴者不宜使用。

性味归经： 味苦、甘，性温；归脾、胃经。
主要功效： 具有健脾益气开郁、燥湿利水、止汗、安胎的功效，可以治疗饮食减少、体倦乏力、泄泻、水肿、感冒、恶风、胎动不安等病症。
使用剂量： 6～30克。
常用配伍： 配伍山药，可以增强健脾益胃、补中益气的功效，对于脾胃虚弱、消化不良等体虚症尤为适宜。

配伍人参或黄芪，常用于增强机体的免疫力和抗疲劳能力，治疗脾胃虚弱、气虚乏力等症状。

配伍鸡内金，可以治疗食欲不振、倦怠乏力、腹泻便溏等症。

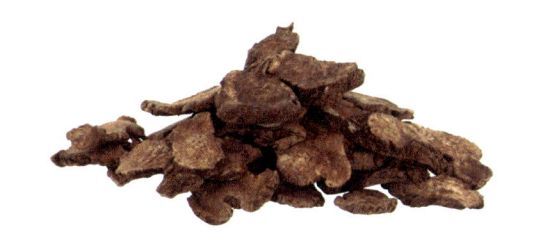

抑郁症居家疗法

甘草——补中益气解郁

甘草别名国老、甜草，为豆科植物甘草、胀果甘草或光果甘草的干燥根茎。甘草是一味常用的药物，一般在方剂中只是作为辅助、矫味之用。它本身具有一定的功效，如炙甘草汤补心气、振心阳，甘草干姜汤温润肺脾，银花甘草汤清热解毒等，甘草都是作为主药的。甘草有助湿壅气之弊，湿盛胀满、水肿者不宜用。大剂量久服可导致水钠潴留，引起浮肿。

性味归经： 味甘，性平；归脾、胃、肺、心经。
主要功效： 具有补中益气、泻火解毒、润肺祛痰的作用。用于治疗胃痛、腹痛、咳嗽、心悸、咽喉肿痛、疮疡肿毒、药物及食物中毒等病症。
使用剂量： 2~10克。
常用配伍： 配伍黄芪、白术、当归，可以起到补气养血的作用，治疗气短心悸、体虚乏力、面色苍白等症状。

配伍酸枣仁、柏子仁、龙眼肉等，可以起到宁心安神的作用，用于缓解心绪不宁、心慌、心悸、失眠等症状。

配伍人参，可以增强体力和免疫力，改善疲劳和虚弱症状。

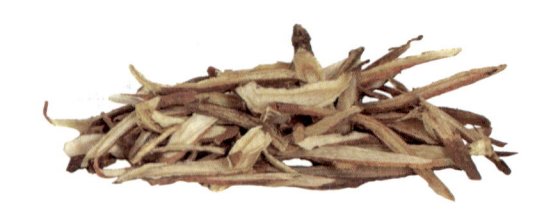

第六章 抗抑郁中药方

滋阴养血类药材

滋阴养血药材是指能滋阴补血的药材。其中，补血包括补心血、补肝血、健脾生血、养血调经等，主要药材包括当归、熟地黄、白芍、阿胶、何首乌、龙眼肉、大枣等；滋阴包括滋肾阴、补肺阴、养胃阴、益肝阴等，主治肾阴不足、肺阴虚弱、胃阴耗损、肝阴亏乏等病症，主要药材包括黄精、沙参、麦冬、石斛、枸杞子、百合、知母等。

当归——补血养肝开郁

本品为伞形科植物当归的干燥根。当归既能补血，又能活血，故有和血的功效，为治血病的要药；又因它长于调经，是月经不调、血虚经闭、胎产诸症常用的药材；且对肿疡期的散瘀消肿、溃疡期的养血生肌都有良好的疗效。湿阻中满及大便溏泄者慎服。

性味归经： 味甘、辛，性温；归肝、心、脾经。

主要功效： 具有补血和血、调经止痛、润燥滑肠的作用。主治贫血、月经不调、经闭腹痛、面色萎黄、头昏眩晕、失眠、肠燥便难等病症。

使用剂量： 6~12克。

常用配伍： 配伍黄芪，可治血虚阳浮发热症。

配伍桂圆肉、大枣，可养血安神、镇静宁心，改善贫血症状，对面色萎黄、头晕目眩、失眠多梦、焦虑不安等症状有一定的缓解作用。

配伍白芍，能够增强活血化瘀、养血止痛、敛阴柔肝的作用，对血虚型抑郁症患者的效果明显，也可以缓解心血不足引起的心慌症状。

抑郁症居家疗法

熟地黄——滋阴养血

地黄一物，在临床应用上根据加工情况不同，用生地加工蒸熟后叫熟地黄，简称熟地，专用于滋养，能补血滋阴。熟地黄与山萸肉、肉苁蓉、枸杞、菟丝子等都是平补的药品，无论肾阴亏虚或肾阳不足都可配用，但本品补益肝肾的功效较好。脾胃虚弱、气滞痰多、腹满便溏者忌服。

性味归经： 味甘，性微温；归心、肝、肾经。

主要功效： 具有补血滋阴、补精益髓的作用。主治阴虚血少、面色萎黄、心悸、月经不调、腰膝酸软、眩晕耳鸣、消渴等病症。

使用剂量： 10~30克。

常用配伍： 配伍人参，可互补互制，调和阴阳气血，同时达到补阳而不燥、滋阴而不寒的目的。

配伍白芍，可增强补血养阴、柔肝止痛、养肝明目的作用，适用于肝血不足、两目昏花、视物不明等病症。

配伍桑寄生，具有补益肝肾、养血安胎的功效。

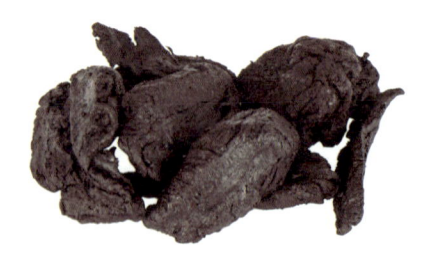

第六章 抗抑郁中药方

百合——清心安神润肺

百合为百合科植物百合或细叶百合的肉质鳞叶，呈长椭圆形，是著名的药食两用的药材。最早记载于《神农本草经》，具有润肺止咳、清心安神的作用，尤其是鲜百合，更是甘甜味美，特别适合养肺。风寒痰嗽、中寒便滑者忌服。

性味归经： 味甘，性微寒；归肺、心经。
主要功效： 具有润肺止咳、宁心安神的作用。用于阴虚燥咳、劳嗽咳血、虚烦惊悸、失眠多梦、精神恍惚等病症。
使用剂量： 5～12克。
常用配伍： 配伍麦冬，能增强滋阴润肺的功效，还能清肺热，对热病伤肺之燥咳的疗效甚佳。

配伍远志，具有安神益智、化痰止咳的功效，适用于治疗心气不足引起的心悸、失眠、多梦、健忘等病症。

配伍酸枣仁，具有养阴安神、养心益肝的功效，适用于治疗血虚引起的心悸、怔忡、失眠、多梦、健忘、阴虚引起的精神病等。

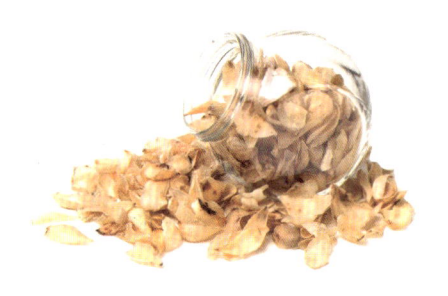

抑郁症居家疗法

麦冬——润肺养阴

麦冬为百合科植物麦冬的干燥块根，夏季采挖，反复暴晒、堆置，至七八成干，除去须根，干燥。其质柔多汁，长于滋燥泽枯、养阴生津，善治肺胃虚热，且能清心除烦，还有清热、润燥、滑肠的作用。凡脾胃虚寒泄泻、胃有痰饮湿浊及暴感风寒咳嗽者均忌用。

性味归经： 味甘，性微寒；归心、肺、胃经。
主要功效： 具有清心润肺、养胃生津的作用。用于肺燥干咳、阴虚痨嗽、喉痹咽痛、津伤口渴、内热消渴、心烦失眠、肠燥便秘等病症。
使用剂量： 6～12克。
常用配伍： 配伍半夏，可以润肺而不生痰湿，而燥湿之余又不至于引起肺燥。

配伍玉竹，可养阴润燥、生津止渴，能够缓解燥热咳嗽等。

配伍百合，可以养阴润肺、清心安神，缓解阴虚燥咳，以及阴虚引起的心悸、失眠。

配伍沙参，具有养阴清热、润肺化痰、益胃生津等功效。

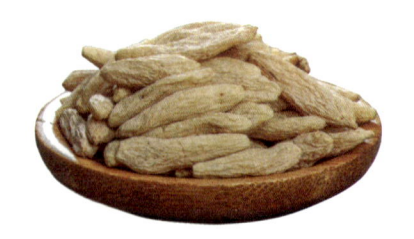